自閉症スペクトラムの精神病理
星をつぐ人たちのために

内海 健
東京藝術大学教授 保健管理センター長

医学書院

著者略歴

内海 健（うつみ　たけし）
1979年，東京大学医学部卒業．東大分院神経科にて臨床に従事．2001年，帝京大学医学部精神神経科学教室助教授．現在，東京藝術大学教授，保健管理センター長．
専攻：精神病理学
著書：『スキゾフレニア論考』星和書店 2002，『「分裂病」の消滅』青土社 2003，『精神科臨床とは何か』星和書店 2005，『うつ病の心理』誠信書房 2008，『パンセ・スキゾフレニック』弘文堂 2008，『さまよえる自己』筑摩選書 2012，『双極Ⅱ型障害という病──改訂版うつ病新時代』勉誠出版 2013

自閉症スペクトラムの精神病理─星をつぐ人たちのために

発　行	2015年11月15日　第1版第1刷©	
	2024年 4月15日　第1版第5刷	
著　者	内海　健	
発行者	株式会社　医学書院	
	代表取締役　金原　俊	
	〒113-8719　東京都文京区本郷 1-28-23	
	電話　03-3817-5600（社内案内）	
印刷・製本　横山印刷		

本書の複製権・翻訳権・上映権・譲渡権・貸与権・公衆送信権（送信可能化権を含む）は株式会社医学書院が保有します．

ISBN978-4-260-02408-2

本書を無断で複製する行為（複写，スキャン，デジタルデータ化など）は，「私的使用のための複製」など著作権法上の限られた例外を除き禁じられています．大学，病院，診療所，企業などにおいて，業務上使用する目的（診療，研究活動を含む）で上記の行為を行うことは，その使用範囲が内部的であっても，私的使用には該当せず，違法です．また私的使用に該当する場合であっても，代行業者等の第三者に依頼して上記の行為を行うことは違法となります．

|JCOPY|〈出版者著作権管理機構　委託出版物〉

本書の無断複製は著作権法上での例外を除き禁じられています．複製される場合は，そのつど事前に，出版者著作権管理機構（電話 03-5244-5088，FAX 03-5244-5089，info@jcopy.or.jp）の許諾を得てください．

目次

はじめに ———————————————————————— 1

1 章 「心の理論」のどこがまちがっているのか？ ——————— 9
　心の理論　10／「サリー–アン問題」のどこが問題なのか？　12／心が読めること，心というものがわかること　14／直観でわかること，推論してわかること――ASD 者がわからないのはサリーではなく，アンである　16／推論だけで作動するシステム　19／「心の理論」による代償　22／事後的な「こころ」　24

2 章 なぜ他者のこころは直観できるのか？ ————————— 27
　他者というあり方の両義性　27／われわれは他者にいつ出会うのか　28／「志向性」というもの　30／私から他者に向かう直観は挫折する　31／理論説とシミュレーション説　33／直観のベクトルを反転せよ　35／他者の側面図から正面図へ　37／了解は応答のなかに含まれる　39

3 章 まなざしの到来 ————————————————— 41
　顔（おもざし）　42／視線触発　45／まなざし　47／ひとみしり――自己が触発されるとき　49／他者が置いたしるし<φ>　50／<φ>は経験を超えたものであること　52／<φ>をめぐる病理　53／φのまとめ　55

4 章 9 か月革命 ——————————————————— 57
　自他未分という原点　57／象徴的個体化　58／9 か月目からの再編　59／他者は志向性を軸にまとまりあがる　62／sympathy と empathy　64／指さしと共同注意　66／心的距離　69／距離の未形成　71／「みえる」と「みる」　73／ハイマートとしての「みえる」　75／9 か月革命のまとめ　79

5章　現前の呪縛——想像力の問題 ──────────── 81
　　奥行きのない世界　81／みえているのがすべて　83／余白の乏しさ　86／自分はどこにいるのか　88／動かない大地　89／壊れない母　92／想像的身体　94／抱えられること　95／現実と想像　98

6章　反転しない世界 ──────────────── 99
　　一方通行路　99／呼びかけと応答　104／人称の混乱　106／固有名　107／反響しない世界　110

7章　地続きの世界——sympathyとempathy ──────── 115
　　「同一性保持」という現象　115／自と他　118／親と子　121／夢と現実　123／sympathyとempathy　126／場違いなsympathy　130／私心なき傍若無人　132

8章　「司令塔」のない自己——被影響性について ──────── 137
　　文脈からのデカップリング　138／文脈のわからなさ　139／染まりやすさ　141／規則に染まること　144／解離現象　147／対処としての解離　149／距離のめばえ　150

9章　認知行動特性 ──────────────── 153
　　∅の二つの機能　154／経験を束ねることの障害　155／文脈からのデカップリングの障害　163／まとめ　175

10章　ことばの発生 ──────────────── 177
　　9か月革命の完成　177／ASDは言語を道具として用いている　179／ことばは道具ではない　181／言語はカタログではない　184／シニフィアンによる切り取り　185／自閉症の原初的ことば　188／成人ASDのことばの二つの様態　189／バナナを受話器とみなすこと——「振り」と「ごっこ遊び」　192／言語ゲーム　195

11章　私的言語と感覚過敏 ──────────────── 197
　　エコラリアから始まる　197／取り残されたことば　199／私的言語への傾き　202／葛藤がみえない　204／「痛いの？」　205／ぼくはおなかがすいていたのだ　207／差異のざわめき　209／感覚過敏について　212／疲れやすさ　215／「ことばのまえ」という故郷　216

12章　自己へのめざめ ──────────────── 219
　　孤立のなかへのめざめ　221／抑うつ　222／パニック　224／トラウマ　226／もう一人の自己　229／他者へのめざめ　232／プロテスト

　　　　235／まとめ　236

13章　鑑別診断──統合失調症と境界性パーソナリティ障害 ──── 239
　　　統合失調症との鑑別　239／BPD（境界性パーソナリティ障害）との鑑別　249

終章　臨床デバイス ─────────────────── 261
　　　いくつかの原則　261／関与のためのデバイス　264

あとがき ──────────────────────── 285
索引 ────────────────────────── 289

　　　　　　　　　〈装丁〉土屋みづほ　　〈挿絵〉清水　麗

はじめに

　本書は，精神科医が日々の診療場面で出会う青年期・成人期の「自閉症スペクトラム」（ASD）を対象とした臨床論である．ほとんどの事例が，仕事や学業など，一定の社会的な営みにたずさわっている．

　振り返ってみると，90年代の後半から，こうした事例に散発的に遭遇するようになり，それがみるまに，一群のまとまりをもつようになった．当初は随分と当惑したものだが，あらためて概念を学び，それを臨床経験によって肉付けしていくことによって，少しずつではあるが，かかわるポイントがみえてきたように思う．

　青年期・成人期のASD[1]には，「小児自閉症」というゆるぎのないプロトタイプがある．その意味では，他の疾患と比較して，安定した臨床概念であるようにみえる．確かにそうした一面はあるが，他方で，「小児自閉症」と「成人ASD」の間には，大きな隔たりがあるのもまた事実である．

　成人ASDのほとんどの事例は，かつて小児自閉症と診断されたことがない．その当時は見逃されていたという考え方もあるが，それだけで説明できるわけでもなさそうである．そもそも事例というものは，中心から周縁に行くにしたがって変化に富み，多様となる．場合によっては，

---

[1] 本書で対象となるのは青年期・成人期のASDである．以後，略して「成人ASD」と記載する．また，特にことわりがないかぎり，単に「ASD」と記載されていても，青年期・成人期の事例を指す．

出発点とはおよそ似つかわしくないものとなる．

　そもそもの自閉症概念は，孤立が最も顕著となる3歳から5歳の男児をプロトタイプとして組み立てられている．そこから導かれた症候学を，そのまま成人例や女性例にあてはめるには無理がある．

　他方で，ちょっとしたそれらしき特性，たとえば「鉄道マニア」であるとか，「空気が読めない」といったようなことがあるだけで，ASDと見立てるのは乱暴な話である．過剰診断という以前に，そもそも当事者に役立たない診断など，単なるスティグマにすぎない．

　成人例を診ることの利点は，彼ら彼女たちが自らについて語るということにある．そればかりか，書く能力に秀でていることさえある．実際，ドナ・ウィリアムズ（Donna Williams），グニラ・ガーランド（Gunilla Gerland），藤家寛子，森口奈緒美らの自伝からは，ありふれた解説書のたぐいを読むよりも，はるかに学ぶところが多い．これはかつての精神疾患にはなかったことである．こうしたことばをもつ成人事例と，ことばをもたないコアの「自閉症」との間を行き来することによって，より豊かな臨床概念がもたらされるはずである．

　筆者は自閉症児の療育にたずさわった経験はない．しかし，偶々ではあるが，これまで彼らの生きる現場を肌で感じる機会に事欠くことはなかった．加えて，カナー（Leo Kanner[2]）とアスペルガー（Hans Asperger[3]）のすぐれた古典がある．いまだにこの二つの論考以上に，自閉症児を生き生きと描き出したものはない．

　もう一つの利点は，適応が改善していくということである．小さな工夫の積み重ねが，意外なほど役に立つ．その前提となるのが，彼ら彼女たちの精神世界を理解することである．

　自閉症を考える際には，「脳」と「発達」という二つの柱がある．こ

---

[2] Kanner, L.：Autistic Disturbances of Affective Contact. Nervous Child 2：217-250, 1943

[3] Asperger, H.：Die 'Austistischen Psychopathen' im Kindesalter. Archiv für Psychiatrie und Nervenkrankheiten 117：76-136, 1944

れらが重要であることはいうまでもない．ただ，その際，発想が窮屈にならないように気をつけなければならない．「脳」ということばを聞いただけで思考停止に陥るようでは，臨床家として終わっている．

　生き物としてみた人間は，実に多くの欠陥を抱えている．そもそもの出発点で，およそ生命体としてはありえないくらいに，未成熟な状態で産み落とされる．ようやく生後9か月になって，オランウータンの生まれたばかりの赤ちゃんと同じ程度の身体能力が備わる．

　これほどまでに無力な状態で産み落とされる生物は他にない．それゆえ，人間の個体間には，他の生物にはみられない関係が結ばれることになる．その結果として産み出されるのが，関係の起点となる「こころ」であり，関係の総体としての「社会」である．種として生き延びるためには，こうしたものを作り上げるよりないのである．より正確にいえば，「こころ」や「社会」などといったものを創発した（でっちあげた）がために，たまさか生き延びることができたのである．

　人間の脳もさまざま欠陥を抱えている．そもそも，単独では作動できない．他者や環境といった〈外部〉をなかに含み込んでいる．他者からの働きかけがないと，うまく機能しないのである．さらに言語という奇妙なシステムを，認識と行動を制御するために不可欠のものとして，実装しなければならない．

　発達もまた，自然には展開しない．他者とのかかわりのなかで，こころや社会といった自然にはないものを取り込んでいかなければならない．そして家族，学校，会社といった，さまざまな制度に適応しなければならないのである．

　こころや社会というものは，一定のものではない．時代や文化で大きく変わる．ヨーロッパではつい最近まで神が生きており，こころの問題はもっぱら神やその代理人たちに預けられていた．いちいち考えなくともよかったのである．日本の伝統文化のなかでは，こころは人間の専有物ではなく，およそ自然のいたるところに感じられていた．今でもそう感じられなくもないだろう．

　定型とされる発達も，その時代や文化によって大きく異なる．たとえ

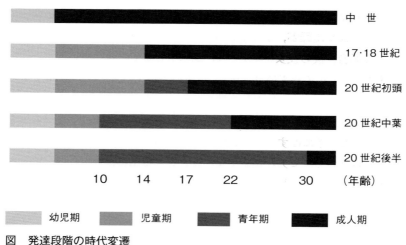

図　発達段階の時代変遷
(笠原嘉『アパシー・シンドローム』岩波現代文庫，2002，p.12 をもとに作成)

ば,「青年期」という，今ではあたりまえとなっている発達区分ができたのは，20世紀の初頭である．それまでは児童期が終わると，すぐに成人期に接続していた．さらにその前になると，「児童」という概念すらなく，働けるようになると，すぐに大人扱いされたのである．他方，今や，青年期は30歳，さらには40歳にまで延長されようとしている．近い将来，大多数が万年青年となれば，「青年期」そのものが解消されてしまうかもしれない（図）．

　それゆえ，現時点で定型とされる発達の様式もまた，偶々のものでしかない．それに適応できぬ個体，そこからはずれる個体が，一定の割合で存在しても，何ら不思議なことではない．

　ことばももたぬ中核の自閉症と比較するなら，成人ASDの精神病理ははるかに軽い．だが，それはかならずしも，彼ら彼女たちの方が生きやすいことを意味しない．むしろ適応という視点では，周囲から「障害」とみなされる程度の事例の方が，より安定した生活を営むといわれたりもする．

他の精神疾患にもみられることだが，病理が軽い事例の方が，生きる上での苦悩や困難が，かえってハードなものとなりうる．さらに成人ASDの場合，彼ら彼女たちに固有の問題がある．それは，他者の存在に気づき，自己にめざめるという，天変地異とでもいうべきカタストロフが，いずれふりかかってくるということである．

　これは，定型者にとっては，自分の知らぬ間にすませた課題である．気がついたときにはすでに自分は自分である．それゆえ困難に対して共感も届かないし，モデルを提供することもできない．しかも「発達」という観点から，歓迎すべきこととしてすまされてしまいかねない．だが，そんなことでは，それが混乱や哀しみや緊張に満ちたものであることは，想像もつかないだろう．

　本書がめざすのは，ASDの精神病理を明らかにする試みをとおして，彼らの抱える苦悩や困難にかかわるポイントを見出すことである．脳も発達も，この作業にはなかなか歯がたたない．人間という奇妙な生き物が発明したこころや社会といったものを，自明のものとせず，問い直す作業が必要である．それによってこそ，彼ら彼女たちの立ち会っている事態を理解し，有効な手だてを工夫する端緒が与えられるだろう．

　本論に入るにあたって，本書の構成について，簡単な見通しを示しておこう．
　第1章から第3章までは，「心の理論」仮説に含まれる根本的な誤りを検討しながら，ASDの精神病理のミニマムを提示する．要約すれば，それは「まなざし」，「呼びかけ」，「抱きかかえ」といった他者からの志向性に対して応答しないことである．そしてこの応答によって立ち上がるのが，まさに「自己」である．最初から自己を想定していては，ASDの世界へアプローチするための鍵は与えられない．
　第4章では，生後9か月目頃に訪れる，乳児の世界の大規模な組み替えについて，それを「9か月革命」と銘打って示す．本書における発達論がこの章に集約されている．現在のこころの発達は，一個の「自己」にまとめあげることを自明の前提として求める．これは物理的，生理的

な個体化ではなく，他者からの志向性によって切り出される象徴的個体化である．その端緒となるのが生後9か月目頃であり，乳児の世界は劇的に変化する．その地点でASDはつまずくのであり，精神病理の原点がそこにある．

第5章から第8章では，「自他未分」という出発点から導き出されるASDの世界を提示する．ローナ・ウィング（Lorna Wing）の「障害の三つ組」でいえば，5章が想像力，6章から8章が対人相互性に関するものとなる．想像力の障害は，通常，物に対する執着，常同的な行動，変化への抵抗などの，いわゆる「こだわり」の強さによって説明されているが，想像力の本来の機能に立ちかえって検討を加えた．そこには「こだわり」も包摂される．対人相互性の障害については，反転性がないこと（6章），地続きであること（7章），影響を受けやすいこと（8章）に分けて解説している．

第9章では，これらの考察を踏まえて，いわゆるASDの認知行動特性を，①経験を大域的に束ねることの障害，②文脈からのデカップリングの障害の二つに大別して，系統的に整理した．

第10章と第11章では，言語について，やや突っ込んだ考察を加えた．というのも，多くのASD論において，言語観そのものが，百年以上前の素朴な，out-of-date の水準にあり，その点から論じ直さなければならなかったからである．言語を出来あがったシステムではなく，つねにあらたに行われる行為としてとらえることによって，ASDの言語の特異性に迫る試みである．「障害の三つ組」でいえば，コミュニケーションの障害がこの部分にあたる．加えて，第11章では，言語と身体感覚の関連から，感覚過敏についても触れた．

第12章は，ASDが自己にめざめることにともなう問題を取り上げた．通常は「二次障害」とされることが多いが，単に併発ととらえるのではなく，ASDの本来のあり方と，自己のめばえという構造変動のなかから，どのように理解できるかという視点から論じた．

第13章は，成人ASDの診断で問題となる，統合失調症と境界性パーソナリティ障害との鑑別を取り上げ，それをとおして，ASDの輪郭を

より鮮明にすることを心がけた．とりわけ境界性パーソナリティ障害との鑑別に関しては，女性例に特化して論じた．この部分にかぎらず，女性例を重視しているのが本書の特色の一つかもしれない．

　終章では，ここまでの論考を踏まえながら，成人ASDの臨床場面でのかかわりについて，その原則と，筆者なりのいくつかの工夫（デバイス）を紹介した．

　全体的にみると，狭義の成人ASDを論じたのは，第12章以降ということになる．だが，本書のほとんどの論述が，成人例の臨床をとおして得られたものである．それに関連して，具体性を確保するため，成人例の短い事例報告を vignette として，多数紹介した（掲載にあたって，本人の承諾を得ていないものについては，複数の例を複合して改変するという手続きをとった）．

　本書全般をとおして，定型と呼ばれるものを相対化する視点をたずさえるようにこころがけた．大半の治療者は定型者の側にいる．これはいたしかたないことである．だが，自分の拠ってたつ地盤を不易なものであると考えているかぎり，ASD者の立ち会っている苦悩には届かない．この相対化は，堅苦しくいえば，臨床家としての倫理である．

　同時に，彼ら彼女たちの，定型者にはないすぐれたところ，魅力的なところに出会うためにも，必要な心がけでもある．それは精神病理学の原点にほかならない．

1章
「心の理論」のどこがまちがっているのか？

　＜こころ＞と＜もの＞は異なったあり方をしている．あらためていうまでもないことなのだが，ASDの精神病理は，この単純な前提から始まる．

　人が発達していくにしたがって，その体験構造は二つの極に分かれる．一つは「自己」というものであり，もう一つが「対象」というものである．素朴な見方ではあるが，定型発達の世界観に深く組み込まれている．

　こちらに「自己」がいて，向こう側には「対象」がある．「こころ」と「もの」が向き合っている．だが，それで完結しているわけではない．私の前に広がる「もの」の世界のなかに，それとはまた異なったあり方をしたものがいる．それが「他者」という奇妙な存在である．そしてわれわれは，その他者に「こころ」を認める．

　これからASDの世界に分け入っていくにあたって，まずは「他者のこころ」というものに照準を定めてみることにしよう．それほど見当外れのアプローチではないだろう．扉を開けて進むと，ほどなく「心の理論」仮説というチェックポイントが視界に入ってくる．素通りするわけにはいかない．

　この説が一定の妥当性をもつことについては，すでに評価が定まったかのようにもみえる．あらためて吟味するまでもないことかもしれない．だが，そうみえて実のところ，この仮説では「こころ」という肝心のものが問われていない．人はいったいどのように他者を理解している

のかという問題に対して，腑に落ちるような解答が与えられていないのである．このことは，ASD の精神病理を理解する際に，つまずきの石となっている．

端的にいうと，ASD の「心の理論」仮説はまちがっている．なぜなら，「心の理論」自体が妥当なものとはいえないからである．人間は，通常，そんなやり方で他者を理解してはいない．

「心の理論」仮説を支持するものとして，「サリー–アン問題」というテストがある．だが，その検査結果は，ASD と定型発達の差がどこにあるかを明らかにするものではない．むしろこの問題は ASD に向いている．というのも，「こころ」というものがわからなくても，この課題は解けるようになっているからである．

結論を先取りすると，「心の理論」自体が，ASD 的な問題設定となっている．他者のこころは推論するものではなく，本来，直観されるものである．

心の理論

「心の理論」障害仮説は，ASD を理解する仮説として，「遂行機能の障害 executive dysfunction」や「弱い中枢統合 weak central coherence」などとならんで，最も有力なものの一つである．「マインド・ブラインドネス mind-blindness」〔バロン=コーエン（Baron-Cohen, S.）〕あるいは「メンタライジング（心理化）mentalizing」の障害〔フリス（Frith, U.）〕などと呼ばれることもある．

その前提となるのが「心の理論 theory of mind」である．最初に提唱した Premack と Woodruff[1] によると，それは「自分自身や他者に心を帰属させるときに各人がもつもの」と定義されている．わかりやすくいうなら，人が他者の心を読む際に前提となっている枠組みである．

---

[1] Premack, D., Woodruff, G. : Does the chimpanzee have a 'theory of mind'? Behav Brain Sci 4 : 515-526, 1978

Premack らの基本的な考え方は次のようなものである．
① 他者の心は直接観察することができない．
② それゆえ「推論」が発動される．
③ その推論に基づいて，行動を予測する．

なぜ「理論 theory」ということばを使うのかが，今一つわかりにくいが，心に適用される「推論のシステム」を，彼らは「理論」と呼ぶのである．言い換えるなら，この「推論のシステム」＝「理論」が適用される対象には，心が帰属している．

人類の場合，3～4 歳頃には，他者の意図や信念を把握できるようになる．「心の理論」は，もともとはチンパンジーに心があるかどうかという問いから発したものであるが，1980 年代から，バロン＝コーエンを中心とするロンドン大学の研究グループによって，臨床的に応用され，自閉症の障害仮説へと展開された[2]．

同じロンドン大学には，ホブソン（Hobson, R. P.[3]）のグループの提唱する「感情の読み取り障害」仮説がある．この仮説は，ASDでは感情的な手がかりを含む情報の把握が，それ以外の情報の把握に比べてはるかに劣るという一連のデータに基づいている．

両派の間では，今日に至るまで，激しい応酬が繰り広げられてきた．ただし，両陣営とも，相手方の主張する障害がASDに認められないとまではいっていない．

「心の理論」障害仮説は，おもに考えや意図を読み取る能力にかかわり，「感情の読み取り障害」は，他者の感情の身体的表現に関する読み取り能力にかかわる．「心」に起きる事象の読み取りという点では大きな差異はないようにもみえる．ただ，ホブソンらが感じ取っているように，バロン＝コーエンという人の論述には，感情というものに疎いとこ

---

[2] Baron-Cohen, S., Leslie, A, Frith, U. : Dose the autistic child have a "theory of mind"? Cognition 21 : 37-46, 1988
[3] Hobson, R.P. : The autistic child's appraisal of expression of emotion : A further study. J Child Psychol Psychiatry 27 : 671-680, 1986

ろがある.

　いずれにしても,「心の理論」仮説は,さまざまな批判にさらされながらも,主要な基本障害説としての位置を保ち続けている.それゆえASDの精神病理を考える上で避けて通ることができない.

「サリー-アン問題」のどこが問題なのか？

　ASDにおける「心の理論」の障害をもっとも明瞭に示す検査が,「サリー-アン問題 Sally-Anne Experiment」である（図1-1）.これは,WimmerとPerner[4]により発達心理テストとして考案され,バロン＝コーエンらによって,ASDに適用された.

　サリーはボールを自分のバスケットに入れて部屋から出て行く.すると,アンはバスケットからボールを取り出し,自分の箱の中に移す.そこへ部屋に戻ってきたサリーは,ボールで遊ぼうとする.さてここで問題である.「サリーはボールをどこに捜すでしょうか？」

　このとき,子どもに問われているのは,サリーの心の状態であり,それに基づいてサリーはどのようにふるまうかを「推論」することである.アンがボールを隠すところをみていないサリーは,さきほど自分がしまった場所にあるものと信じて,バスケットの中を捜すだろう.問われているのは,ボールのある場所Xではなく,「サリーはどこにボールがあると信じているか」S（X）である.これは「心の理論」の第一水準と呼ばれるものである.さらに複雑にして,「アンは,サリーはどこにボールを捜すと思うか」A〔S（X）〕となれば,第二水準となる.理屈の上では,この水準はいくらでも上げることができる.とはいえ,決定的な一歩は第一水準にある.

　実験の結果,定型発達の場合,言語性発達年齢が4歳に達すれば,第

---

[4] Wimmer, H., Perner, J. : Beliefs about beliefs : Representation and constraining function of wrong beliefs in young children's understanding of deception. Cognition 13 : 103-128, 1983

1章 「心の理論」のどこがまちがっているのか？　13

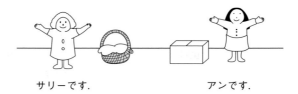

サリーです．　　　　　　　　　　アンです．

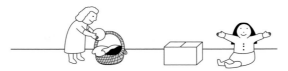

サリーはボールを持っています．彼女はそれを自分のバスケットに入れます．

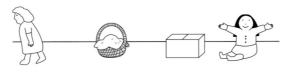

サリーは散歩に出かけます．
アンはボールをバスケットから取り出します．

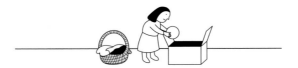

そしてアンはボールを箱に入れます．

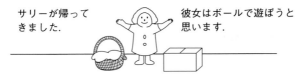

サリーはボールをどこに捜すでしょうか．

図 1-1　サリー-アン問題
(Baron-Cohen, S., Leslie, A, Frith, U. : Dose the autistic child have a "theory of mind"? Cognition 21 : 37-46, 1988)

一水準はクリアされるのに対してASD群の場合，8歳程度の言語性発達年齢を要することがわかった[5]．明確な差が検出されたのである．だが，これをもって「心の理論」障害説が証明されたといえるのだろうか．

まず考えなくてはならないのは，ASD群も遅ればせながらも解けるようになるということである．なぜそうなるのか．差が検出されたことよりも，むしろこのことの方に意義があるように思われる．

さらに問題となるのは，「心の理論」とは，人が実際に他者を理解する現場で，リアルタイムに作動しているものなのだろうか，ということである．むしろASD者が代償的に使用する方法に似てはいないだろうか．

心が読めること，心というものがわかること

「サリー–アン問題」は，幼児が他者の心を読む能力を検出するテストであるとされている．質問は「サリーはボールをどこに捜すでしょうか？」であり，研究者の好むように命題らしく表現するなら，「サリーはどこにボールがあると信じているか？」である．「信じているか？」と書きなおせば，確かにサリーの心が問われているようにみえる．

しかし，問題となるのは，「心を読む」ことではなく，「心がある」ということがわかっているかどうかではないだろうか．いい換えるなら，他人に心を帰属させているのかということ，「もの」とは異なる「こころ」というものがあることがわかっているのか，ということである．

このことは定型者にとって自明なことなので，盲点に入りやすい．だが，心の内容がわかることと，心というものがあるとわかることとは異なる．いうまでもなく，ASDの基本障害にかかわるのは後者の方である．

一見すると，「心が読める」ことは「心がある」ことを前提にしてい

---

[5] Francesca G. E. Happé : Communicative Competence and Theory of Mind in Autism : A Test of Relevance Theory. Cognition 48 : 101-119, 1993

るので，心を読むことができれば，心があることは当然わかっていることになる．それゆえ「サリー−アン問題」をクリアすれば，ASD は除外されるように思われる．しかし実際にはそうはならない．心というものがわからなくとも，心を読むことは可能である．これは詭弁ではない．

vignette

　　20 歳女性．小学生に上がったころ，父親が再婚し，継母から虐待を受けるようになった．彼女は，継母がどのようなときに自分に攻撃的になるのか，キューとなるものを必死に探したが，虐待はいつも唐突で，予測ができなかった．

　　中学生になったころから，小説や人間心理に関する本を読みあさり，たくさんの映画を観て，そのうちに表情や仕草から，たいていの人の心理は読めるようになったという．しかし依然として継母の虐待だけは予測不能であった．

　　大学に進学したのを機に上京して実家を離れ，虐待は免れたが，その一方で抑うつ的となり，クリニックを受診した．その折，「私は人の心を読むのが得意なのですが，心というものがいったいどういうものかがピンとこないのです」と語った．

「感情の読み取り」に関しても，似たような代償のメカニズムが認められる．ASD 者は，他者の心のなかでうごめいている感情を直観的に把握できない．それを相手の表情筋の動きや視線のあり方などを手がかりにして，読み取ろうとしている．とりわけ女性の ASD 者で顕著に認められる．藤家寛子は次のように述べている．

　　「不機嫌」は，私にとって本当に理解しにくいものだわ．大抵の人は，「不機嫌である」ことにひどく疑問を感じないだろうと思うの．
　　だけど，私は「不機嫌な気持ち」自体を今まで知らなかったの．「怒る」にも「戸惑い」にも当てはまらない．だけど何だかイヤな気持ちを「不機嫌」

表 1-1 「怒り」と「不機嫌」

怒る	視線が交わらない．口角が著しく下がる．頬の筋肉が少しも動かない．これ以上ないくらい低く喋る．「声」を発しないようにもなる．
不機嫌	顔の筋肉の動き自体は「怒る」に似かよっているけど，視線は交わる．ただし度々目を反らせ，どこを見ているか分からない．口は固く結んでいることが多い．普段よりやや低めの「声」を発する．

(藤家寛子『ほかの誰かになりたかった――多重人格から目覚めた自閉の少女の手記』花風社，2004, p.81 より一部を引用)

と呼ぶと知らなかったの[6]！

　彼女は，このわかりにくい「不機嫌」という感情を理解するために，それを「怒り」と比較してみるという方法をあみだした．彼女にとって怒りは比較的わかりやすい感情である．だが，直観的にわかるのではなく，表情筋，視線の方向，声の性質などによって推理しているのである[7]（表 1-1）．

直観でわかること，推論してわかること
― ASD 者がわからないのはサリーではなく，アンである

　もう少し論を進めてみよう．
　なぜ ASD は，遅ればせながらも，「サリー–アン問題」をクリアできるようになるのだろうか．それは，この問題が，心というものを経由しなくても解けるようにできているからである．
　そのためには，舞台に登場するのを，人形ではなく，ロボットに置き換えてみるとわかりやすい．サリー・ロボットとアン・ロボット，あるいはロボット S とロボット A でもよい．それでも問題は解けるのであ

---

[6] 藤家寛子『ほかの誰かになりたかった――多重人格から目覚めた自閉の少女の手記』花風社，2004, p.80
[7] 同書，p.81

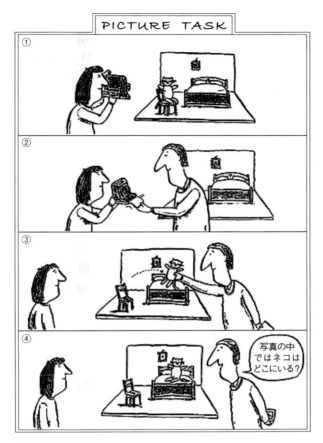

図 1-2 写真の課題
(Francesca G. E. Happé.: Autism: An Introduction to Psychological Theory, UCL Press/Psychology Press, London, 1994)

り，答えは同じになる．ロボット S は，自分がボールを入れたバスケットの中を捜すだろう．つまり心ではなく，記憶装置のようなものを想定するだけでも，正解にたどり着くことができる．べつに「信じて」いなくてもよいのである．

「心の理論」に関する一連のテストのなかに，「写真の課題」というものがある（図 1-2）．子どもは椅子の上に置いてある猫のぬいぐるみの

ポラロイド写真を撮るように指示される．できた写真は隠され，ぬいぐるみはベッドの上に移される．そこで質問である．写真の中の猫はどこにいるか．

この問題については，定型群と ASD 群に差は検出されない．写真の中では猫が椅子の上に写っていることはわかるのである．ということは，カメラ（C）にとっての猫（X），すなわち C（X）という演算をするのに，ASD は障害を示さない．つまり，問題を機械の水準に落とし込んで考えれば，ASD 群と定型群は対等になる．

ひるがえって，「サリー-アン問題」においては，なにゆえに両群のあいだに差がでるのだろうか．問題を提示された定型群の子どもたちは，おそらく S（X）（「サリーは X という信念を抱いている」）などという演算をわざわざ用いていないはずである．

「サリー-アン問題」の解き方として示される推論過程は，自明なことをあらためて振り返って，どのように解に至ったのかを説明するものである．つまり事後的に構成された推論である．定型の子どもたちがサリーとアンの芝居をみているその現場で，リアルタイムに作動しているものではない．一般に「サリー-アン問題」の解法とされているものは，むしろ ASD 的なロジックなのである．

芝居をみている定型群の子どもたちは，問題が出される前からすでにそこで起こっていることがわかっている．アンがボールを移し替えるあたりで，クスクスと笑いが漏れてくる．「かわいそうなサリー」とか，「アンったら意地悪な子ね」などと囁きあっているかもしれない．そのとき作動しているのは「推論」ではない．心的現象に対する「直観」である．だが，ASD 群の子どもたちは，周囲で沸き起こるざわめきが何なのかよくわからない．

「サリー-アン問題」のなかで，心の動きが鋭敏に感じ取られるのは，むしろアンの方ではないだろうか．問題を作成した研究者は気づいていないかもしれないが，われわれは，ボールを移し替える彼女のふるまいの方に人間臭さを感じる．他方，サリーの役割を演ずるのは，ロボットであっても別段かまわない．特段，心の動きをそこに感じはしない．感

じるとすれば、バスケットの中にボールがみあたらないときに示すサリーの反応だろう．だがそれは問題に含まれていない．

　アンが意地悪をしているというのは，もしかしたらまちがっているかもしれない．サリーのためを思って，ボールをより安全な場所に移したのかもしれないし，たくさん出された宿題に集中できるように隠したのかもしれないし，あるいはまた別の動機によるのかもしれない．

　だが，いずれにしても，アンは何らかの「意図」をもっていたにちがいない．そのことをわれわれは「直観」する．子どもたちにもピンとくるのである．それは，「もの」の世界にはない何か，つまりは「こころ」が作動していることに対する直観である．これは「推論」によっては得ることができない．

　もちろん，あらたまって意図を推しはかるときには，われわれも推論を用いる．たとえばその人のおかれた状況，その人の普段の性癖など，さまざまな手持ちのデータがそこに動員されるだろう．しかしそれはあくまで意図の中味に関することである．そのベースには意図があることに対する直観がある．

　簡単にまとめると次のようになる．心があるということは直観的にしか与えられない．それに対して，心を読むときにはしばしば推論が用いられる．定型者で作動しているのは「心の理論」ではなく，「心の直観」である．

推論だけで作動するシステム

　ところで直観に与えられるのは，「心がある」ということだけではない．たいていの場合，その内容と一体になっている．怒っている，喜んでいる，機嫌がわるい，よこしまなことを企んでいる，自分に好意をもってくれている，何かをしようとしている，など．そして「心がある」などということはことさら問題にはならず，自明なこととして背後に引っ込んでいる．

　他方，あえて推論を行うのは，内容が直観的にわからないときである．

問題がこみいっていたり，なじみがなかったり，こちらが疑心暗鬼になっている場合，あるいは「サリー-アン問題」のように，あらためて直観の根拠を問われたときである．

他者の心に疑念を抱くと，疑いは際限のないものに発展することがある．なぜなら，推論の次元にとどまっているかぎり，いつまでたっても「腑に落ちる」ということがないからである．

もちろん，推論を積み重ねていくうちに，直観が到来することはある．「ああ，なるほど」，「そういうことだったのか」というわけである．だがそのときには，推論の過程は，登り終わったあとの梯子のように不要のものとなる．

もちろん，直観的にわかったからといって，それが正しいという保証はどこにもない．それどころか錯覚だったということはよくある．イアーゴの讒言（ざんげん）を真に受けて，妻が不貞を働いていると確信し，そして殺害したオテロの場合のように，まったくの見当はずれだったということさえある．

だが，他者の心というものは，本来そういったものなのである．直観的にわかったとしても，それが正しいかどうかはわからない．そして，正しいかどうかについて疑念が発生した時点で，直観は背後に退き，推論に舞台をゆずることになる．

もう一度確認しておこう．われわれは他者の心を直観する．その内容は，同時に直観にもたらされることもあり，もたらされないこともある．直観が挫折したとき，それは推論にゆだねられる．最後の推論の部分が「心の理論」である．あくまで「心の直観」がそれに先行している．

それに対して，ASD の場合，「心がある」ということが直観的に与えられていない．では，「心がある」ことをベースにしている推論も働かないのだろうか．そのようなことはない．

「サリー-アン問題」にかぎらず，心というものがわかなくとも，心を読むことは可能である．直観をベースにしなくとも推論は作動するのである．

ただし，おそらく直観と推論では，スピードが異なる．ASDの方が，回答に時間を要するだろう．「サリー–アン問題」を追試する機会が与えられたら，反応時間をチェックしてみたいところである．

　…外から取り込んだものはすべて，こみいったチェックポイントのある手続きを経て，解読されなければならなかった．私に話しかける人たちは，しばしば何度も同じことを繰り返さなければならないことがあった．それらはバラバラになって聞こえてきて，私はそれを単語に分解して，奇妙でときには意味をなさないメッセージにしてしまう．…だからわたしの反応や答えは，たいてい一呼吸遅れてしまう[8]．

こうしたことは，臨床場面でも確認できる．こちらの問いかけに対して反応が遅れたり，説明が迂遠であったりといった現象にはしばしば遭遇する．

　ASDの場合，人の再認についても直観が働きにくい．ドナ・ウィリアムズは父親に再会した後も，数年が経過するまで同一人物だと気がつかなかったという．また，グニラ・ガーランドは，一度叔母に預けられたあと，両親に再会した際に，両親とは別の夫婦だと思っていた．長じてからも，その時点で親が入れ替わったのではないかという疑念をぬぐえなかった．

　定型者が直観的な全体把握から部分へという認知パターンをとるのが主流であるのに対し，ASD者では部分から全体へと向かう．いわゆる「ボトムアップ型」である．そのため時間がかかるし，かならずしも全体へとまとまりあがるとはかぎらない．

---

[8] Williams, D.: Nobody Nowhere. Doubleday, 1992, p.61（河野万里子訳『自閉症だったわたしへ』新潮文庫，2000, p.168）

「心の理論」による代償

　直観の欠如を推論によって補うことについては，男女の間で大きな違いがある．代償がより活発で，実効性をもつのは女性の方である．このことはドナ・ウィリアムズ，藤家寛子の例や上記の vignette ですでにみたところである．臨床的に気をつけなければならないのは，代償作用に覆われて，障害がしばしば見逃されることがある．

　男性 ASD の場合は，全般にこの代償に乏しい．それゆえ病理がそのまま露呈される．あるいは代償の仕方が不器用で，かえって病理が目立つこともある．

　このように，代償機能については性差が著明に出る．とくに男性治療者が女性 ASD をみるときには，心の直観の欠如に気づかないことが多い．ただし，性差はあくまで程度の差である．

vignette

　　　32歳女性．つきあっていた男性が，彼女に対して引き気味になっていることは，周囲の目にも明らかだったが，そのことに彼女は一向に気づかず，頻繁にメールを送り続けていた．返信がないことをなじると，男性は「ゴミ箱に入っていたみたい」と答えた．

　　　彼女はにわかに激昂し，男性は震え上がったが，次の瞬間，彼女の口からついて出たのは，「どうしてすぐにサーバーやメールソフトの会社に連絡して修復しないの！」という非難だった．男性が「僕，PC に弱いから」と弁解すると，「それなら私がやってあげる」と申し出た．男性が謝絶すると，今後は自分の送るメールのタイトルの後に番号をふって，ロストしたらわかるようにすると提案した．

　彼女が激昂したのは，男性が自分から引いていることを感じたからではない．そうした直観は働いていない．また，「ゴミ箱に入っていたみたい」という男性の応答の，言外に含まれている意味を感じ取ったわけでもない．言葉は字義通りに受けとめられている．そして，メールをロ

ストしたままにしているという不合理をとがめだてているのである．その際，メールは彼女の送ったものだけが対象になっているわけではない．男性が受け取るもの全般を指している．こうした事態を放置しているのは，彼女の推論（＝心の理論）ではありえない行動なのである．

ここで，女性は彼女なりの「心の理論」を投入している．メールがロストした人はどう振舞うのかという推論から，相手が非合理な行動をとっているという結論を導き出している．あるいはまだその手前にいるかもしれない．つまり自他の区別がまだついていない可能性はある．

vignette
> 17歳男性．彼をのぞく家族全員が詐欺商法にひっかかりそうになっており，そのことを指摘しようとしても，誰も理解しようとはしなかった．次第に不穏となり，普段はおとなしい彼が，興奮して，ついには暴れるにいたって，家族は事態が容易でないことに気づき，それをきっかけとして，あやうく難を逃れた．家族によると，彼は人の心を読むのに長けているとのことである．

この場合，彼は詐欺の意図を感じ取ったのではない．そうではなく，直観をもたなかったがゆえに，不合理な商行為であると結論付けることができた．心理的なものにごまかされなかったのである．アスペルガー[9]は，彼らが周囲の人間に対する驚くほど正確で徹底した観察を行い，誰が自分に好意をもち，誰がそうでないかを見分けることに対する独特の感受性をもっていると指摘している．ことばや表情などによる取り繕いに惑わされないのだろう．

このように，心の直観が欠如していることが，すぐれた能力に転化することもありうる．たとえば他者の意図に惑わされないがゆえに，きわめて公正な判断を下したり，情実に押し流されることなく，冷静に推論

---

[9] Asperger, H. : Die 'Autistischen Psychopathen' im Kindesalter. Archiv für Psychiatrie und Nervenkrankheiten 117 : 117, 1944

を遂行することができたりする．たとえばグニラ・ガーランドは次のように振り返っている．

　冷静に物ごとを観察しているというので，何かあればよく意見を求められた．みんなの気づかないような細かい点まで見逃さないし，あわてて結論に飛びつくこともなく，よく考えてからものを言うので，私の意見は功名心もなければ競争心もなく，プライドもなかったので，誰とも衝突することはなかった[10]．

　ASD者は，冷静な観察だけでなく，「こころ」というものを介さない直観的な共鳴（＝sympathy）の能力をもっている．これは「こころ」を介する共感（＝empathy）とは異なるチャンネルである．これについては第5章および第7章で取り上げる．

事後的な「こころ」

　では，ASDが「こころ」というものがわかるようになることは，ついぞないのだろうか．成人例をみるかぎりにおいて，そのようなことはない．彼らもいずれは他者に心があることを理解するようになる．
　しからば，それは直観的に与えられるのだろうか．直観が働くようになるのだろうか．少なくとも，定型と同じようなわかり方ではなさそうである．
　心の直観が欠如していたとしても，生活を営むためには，相手の心を読む必要が生じてくる．そうしなければ生活が立ちいかない．そのとき投入されるのが推論である．
　グニラ・ガーランドは認知機能の改善が自覚できた頃，次のように述懐している．

---

[10] Gerland, G. : A Real Person : Life on the outside. Souvenir Press, London, 1997, p.219（ニキ・リンコ訳『ずっと「普通」になりたかった』花風社，2000, p.238）

自動的に動けないということ以上にやっかいなのは，他人の意図を見てとることができないという点だろう．相手が私に好意を持っているのか，悪意を持っているのか，私は認識できない．しかたなく頭で計算するのだが，計算結果の方はあまり当てにならない．だんだんわかってきたのだが，どうやら普通の人たちは，他人が自分に好意を持っているか悪意を持っているか，感じることができるらしい．みんなは，人と接した経験を積み上げて，それを参考に他人の本心を読んでいるらしいのだ．でも私には，他人の本音を感じとる感覚がないし，経験を集積しようにも，その場所がない．だから，誰かが私を傷つけることを言っても，私は相手の具体的な言葉に反応するばかりで，相手が私のことを好きなのか嫌いなのかまで考えてみないことが多い．そのせいで，これまでいろいろ誤解ばかりしてきた[11]．

　では，直観の裏付けのない推論を重ねるとき，そこから直観が立ち上がることがあるのだろうか．
　推論の延長線上に心が像を結ぶということは，あってもおかしくはない．他者の意図を推論するうちに，その意図の基点となるものが，その意図を担うエージェントのようなものが，論理的に要請されるのである．「どうも心のようなものがあるらしい」と．
　そこからさらに，「そういうことだったのか！」と心が直観されることもありえるだろう．ただし，いったん直観が与えられたとしても，以後，それが自動的に作動するかどうかはわからない．そのつど，推論から始めて直観にいたるという生成のプロセスをたどりなおすことになるのかもしれない．
　定型者には，他者の心はアプリオリな（経験に先立つ）経験の条件になっているのに対し，ASD者は経験のなかで，事後的に獲得される．

---

[11] Gerland, G. : A Real Person : Life on the outside. Souvenir Press, London, 1997, p.244（ニキ・リンコ訳『ずっと「普通」になりたかった』花風社，2000, pp.266-267）

表 1-2　他者の心に対する直観と推論の作動—ASD と定型発達の対比—

	心があること	心を読むこと
ASD	事後的に推論？	もっぱら推論する
定型発達	直観的にわかる	直観できないときに推論する

　たとえば自転車ならば，こげなかったのが，いったんこげるようになると，その後は意識しなくとも自動的にこげるようになる．それに対して，心の把握の場合，それが経験の基盤，いい換えるなら超越論的なものになるかどうかは不明である．

　のちに述べるように，「こころ」の発見は，ASDに大きな衝撃をもたらす．概してそれは，単純に発見したよろこびにはならない．むしろ孤独のなかにめざめ，そして彼らの世界に亀裂が入ることになる．

　それはある種のトラウマである．定型者では，このトラウマは，知らないあいだにすでに過ぎたこととして封印され，手の届かぬ所にある．だがASDの場合，心の発見は，リアルな傷としてとどまり続けるものとなりうる．

　最後に，他者の心に対する直観と推論の作動のあり方を，ASDと定型発達を対比しつつ，表 1-2 にまとめておく．

2章
なぜ他者のこころは直観できるのか？

　ものごころがつき，人は自分というものにめざめる．そのめざめた世界のなかには，どうにも自分の意のままにならぬものがある．それが対象であり，「もの」である．「もの」は，それ自身の理屈，つまりは法則に従って動く．そこに「こころ」は関与しようがない．こうして体験世界は，「こころ」と「もの」に二極化していく．

　だが，私の意のままにならぬのは，「もの」だけではない．「他者」もまた私の意のままにならない．それどころか，発達のそもそもはじめから，そうと決まっている．

　乳児にとって，母は自分の意のままにならない．欲しいときにおっぱいを口に含ませてくれないこともある．不意に視界から消えてしまうし，泣いても来てくれるとはかぎらない．

　幼児になっても母は意のままにならない．このごろは，おもらしをすれば叱られる．いつも愛情を向けてくれるとはかぎらない．それどころか，どうも僕よりパパの方が好きならしい．

　そのうちに，子どもは他者に「こころ」があることに気づく．同じように意のままにならぬものでありながら，他者と「もの」ではそのあり方がまったく異なる．

他者というあり方の両義性

　他者は私の意のままにならない．それどころか，私の理解を超えた向こう側にいる．

「もの」もまた私の意のままにならない．しかし，どうにもわからない隠れた次元という不気味さを突き付けてはこない．死角に入る部分もあれば，見通せない内部もある．しかしそれは回り込んだり，探索したりすればわかる．技術的に困難な場合もあるが，不気味さはない．他者とはわからなさの質が異なる．

他者は「もの」とは決定的に異なるあり方をしている．だからこそ，われわれは両者を何の苦もなく見分けることができる．

他者という存在の示す独特のたたずまいは，それがもつ両義性にある．一方で，他者はわからない．わからないからこそ他者である．もっとも，普段のなりわいでは，われわれは他者をそのつど了解している．そしてわかったような気になっている．しかし，あらたまってたずねられたら，それが正しい根拠はどこにもない．

いずれにしても，どれほど他者のことがわかった気になっても，その理解の外側に滑り落ちるものが残る．他者とはそうした存在である．余りが残らなければ，それは他者ではない．つまり他者とは，原理的に不可知なもの，わからないものである．そして，外側に滑り落ちるものが，まさに他者の「生」である．彼が固有の生を営んでいるということである．

他方，われわれにとって，他者とはなれ親しんだ存在である．というより，他者ほどおなじみのものはない．およそ他者のいない世界など，想像することもできない．いうなれば，私の経験に，欠かすことのできない構成要素として，すでに組み込まれている．いまさら消去することはできない．

このように，他者とは私にとって，絶対に不可知なものでありながら，これほどなじみあるものもない．そうした両義的な存在であり，この点において「もの」とはあり方が決定的に異なる．

われわれは他者にいつ出会うのか

では，こうした「わからないにもかかわらず，なれ親しんでいる」と

いうことは，どこに由来するのだろうか．それは，私がこの不可知なものと，どこかで出会っていたからではないだろうか．

　他者は，私が自分にめざめる前からすでにそこにいた．しかも単に存在していたのではない．私を取り巻き，みつめ，呼びかけ，そして胸に抱いていた．私は自分にめざめる前に，すでに他者に遭遇していたのである．定型者の場合，ものごころがついたころには，他者はもはや経験の条件となって，自分の奥深くに入り込んでいる．

　では，これほどなじみある存在であるにもかかわらず，なにゆえに他者はいつまでたっても不可知な存在なのだろうか．理由はいたってシンプルである．われわれに先行しているからである．先にいたのは私ではなく他者の方である．そして，あまりにも奥深く入り込んでいる．だから，われわれはいつも他者に遅れている．

　そして，他者は「もの」のようにただそこに存在していたのではない．われわれをみつめていたのである．みつめられていることに気づいたとき，われわれは自分にめざめる．気がついたときにはすでにみつめられていたのである．このまなざしに対して，われわれは決定的に遅れている．それゆえ，いつまでたっても，不意を打たれることになる．

　それに対して，ASD 者の場合，他者は発達過程のいずれかの時点で発見するものである．そしてこの発見は大きな衝撃を与える．

vignette

　　18歳男性．高校を中退し，実家を出て，職人の世界に飛び込んだが，うまくなじめず，苦悩する日々が続いていた．そのうちに，気分が落ち込むようになり，それとともに，顔をゆがめて茫然と立ちつくしているところを，しばしば同僚に見とがめられるようになった．インターネットで調べてみたところ，自分は「アスペルガー障害」ではないかと思っているという．

　　彼のいうところでは，今になって，弟にひどい虐待をしていたことがわかった．小さい頃から，弟が彼の意に沿わぬ行動をすると，どんなことをしてでも直させていた．当時の彼にとってみれば，当然のことをし

たまでであり，別に服従させるためにやっているのではなかった．彼が考えている通りにやらないことなどありえないことだったという．

　中学に入ると，教室のなかで緊張し，思わず奇声をあげることがあった．その頃から，どうも人には人の考え方があるらしいことに気づき始め，それとともに，弟への暴力はおさまった．最近になって，弟に暴力をふるっていたシーンがありありと甦ってきて，苦しむようになった．顔をゆがめるのは，そうしたフラッシュバック的な体験がまさに起こっているときである．

　ASD では，他者は経験に織り込みずみではない．自分とは異なる世界をもったものを発見したときの驚愕には，定型者にははかりしれないものがある．

「志向性」というもの

　前章では，他者の心は推論する以前に直観されるものであることを確認した．では，どのように直観されるのだろうか．このことを考えるにあたって，「志向性」という用語をここで導入してみよう．

　「志向性 Intentionalität（独），intentionality（英）」とは中世に起源をもつ概念であるが，19 世紀になって，フランツ・ブレンターノ（Franz Brentano）によって心的事象（こころ）を物的事象（もの）から区別するものとして，あらためて用いられた．その後，志向性はフッサール（Husserl, E.）やウィトゲンシュタイン（Wittgenstein, L.）らに受け継がれ，現象学や言語学領域において，現代思想におけるキーワードの一つとなっている．

　人が考えるときには，何かを考え，喜ぶときには，何かを喜ぶ．心的現象は，つねに「何か」を対象としてもつ．対象にかかわり，対象に向かう．これが志向性であり，「こころ」にはあって「もの」にはない．

　志向性はおよそ心の動きのあるところに認められるものであり，その外延は広範囲にわたる．考えること，信じること，欲すること，疑うこ

と，これらはすべて志向性である．

志向性とは，対象へとかかわる，それ自身に固有の自律性をもった運動である．ベクトル（→）をもってイメージすることができるだろう．そしてわれわれはこの志向性のあるところに「こころ」を感じる．

志向性はASDの基本障害にかかわる．発達指標にかかわる彼らの所見は，他者の志向性に対する気づきのなさを示している．

たとえば，人がみたり指さしたりする方向をみない．呼ばれても振り向かない．抱こうとしてもそれに応じた姿勢をとらない．いずれもASDをうかがわせる兆候である．他者の心とは何らかの実体のようなものではない．志向性のベクトルをもつ．

私から他者に向かう直観は挫折する

ここで，「直観 intuition」という用語をあらためて確認しておこう．直観とは，直接に対象をとらえる認識能力であり，「推論 inference」を介することのない，ダイレクトな認識のことをいう．

問題は，直観のベクトルである．通常の使われ方では，こちらから向こうへと向かう方向性をもつ．そしてその対象はもっぱら「もの」である．「視ること」をモデルに考えるとわかりやすい（図2-1）．私から対象に向かう認識である．

しかし，その対象が他者の場合，直観のベクトルは挫折する．「もの」ならば，それは私のまなざしを待っていてくれるだろう．しかし，まなざしは他者には追いつかない．他者はつねに，その向こう側に姿をくらます．

もし追いついたとしたら，他者はメデューサの視線を浴びたように，「もの」と化してしまう．あるいは，まなざしは他者を素通りしてしまう．

哲学にせよ，心理学にせよ，認識についての基本的なイメージは，こちらからむこうに向かう志向性のベクトルをモデルとしてきた．これで

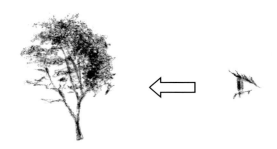

図 2-1　私が樹木（対象）を視る

は「もの」はとらえられるかもしれぬが，他者には通用しない．とらえそこなう．

　たとえば，現象学者フッサール[1]の示した他者構成を例にとってみよう．現象学は「事象そのものへ」と向かう動きであるが，その基点となるのが，すべての存在や意味をそぎ落とした自己の固有領域である．そこを出発点として，他者に遭遇する場面を想定すると，最初に現れるのは，自分に似た姿をしたものである．つまりは他者の身体である．そこで自己の身体と他者の身体のペアリング Paarung（独）が起こり，私の身体から他者の身体への移し入れが行われ，他者が構成される．

　この場合，基本となるのは「自己移入」である．つまり自己を他者の中に移し入れることによって他者が構成されるとする考え方である．どうもフッサールは本気でそう考えていたようである[2]．

　自己移入の場合，他者はせいぜい自己のコピーでしかない．それでもなお他者の他者性を求めるなら，コピーからはみ出る部分，つまりは自己と他者の差分にあたる．はたしてこんなやり方で，他者が直観的にわかるのだろうか．

　実は，この自己の移し入れというのは ASD の採用しているやり方に

---

[1] Husserl, E. : Cartesianische Meditationen : Eine Einleitung in die Phänomenologie. Paris, 1931.（浜渦辰二訳『デカルト的省察』岩波文庫，2001）
[2] 内海健：フッサールのナイフ．日本病跡学雑誌 76：46-59, 2008

近い．ただし，ASD では自己と他者がまだ明確に分節されておらず，自己と他者の差分が残らない．それどころか，そもそもコピー元である自己が成立しているかどうかもあやしい．

理論説とシミュレーション説

　人間の行動を説明する代表的な心理学理論として「理論説 theory-theory」と「シミュレーション説 simulation theory」[3, 4] がある．理論説とは，「心の理論」に由来するものであり，のちにシミュレーション説が登場したのを受けて，それと対置する形でそのように呼ばれるようになった．いずれも他者の行為をどのように理解するかについての理論である[5]．

　理論説は，信念や欲求といった志向性を他者に帰属させることによって，つまりは「心の理論」を用いて，他者の行為を推論する．

　シミュレーション説では，いったん自分の状況をオフラインにして，「もし自分が他者の立場に立ったなら」という反事実的仮定のもとで，どのような行動をとるだろうかということをシミュレーションする．

　たとえばテーブルを挟んで友人と談笑していたおり，その友が不意に立ち上がって窓を閉めにいったとする．理論説では，「彼は立ち上がって窓を閉めた．私には窓を閉める動機はない．しかし彼には吹き込む風が気になったのだろう」となる．他方，シミュレーション説をとるなら，「もし私が彼の場所に座っていたら，吹き込んでくる風が気になるだろう」となる．

　理論説では，「心の理論」が前提とされている．それに対して，シミュ

---

[3] Gordon, R. M.: Folk psychology as simulation. Mind and Language 1: 158-171, 1986

[4] Heal, J.: Replication and functionalism. *In* Mind, Reason and Imagination: Selected Essays in Philosophy of Mind and Language. Cambridge University Press, Cambridge, 1986, pp.11-27

[5] 両説の歴史や内容については次の論考を参照．熊崎努：101年目のヤスパース（歴史編）——了解概念は消滅したのか．精神医学史研究 19: 27-31, 2015

レーション説では,「心の理論」は省略できる．しかし今ここにいる自分から離脱しなければならないし，自分の志向性がどのようなものかがわかっていなければならない．

　だが，そんなことはたいした違いではない．実際に定型者が他者の行動を理解するときには，このような不器用なやり方はしていない．もっと機敏である．

　では，イレギュラーなことが起こって，推論を発動する場合には，どうだろうか．たとえば，なごやかに談笑していた友が，不意に目くばせをしたとする．その時，私はそれが何を意味しているのか，あたりを見まわしながら推しはかろうとするだろう．だが，推論するにしても，理論説やシミュレーション説にとどまるかぎり，「なるほど」と納得するにはいたらない．「そういうことか」と腑に落ちるまでにはいたらない．いつまでたっても確率的な確からしさがあるだけである．そして，二つの説は，ともに事後的な説明なのであり，日常の現場で働いているものではない．

　これらはむしろ，ASD 者が「人間」という奇妙な動きをする対象を理解する際にとる戦術である．彼らは定型者が後付け的に作り上げた素朴心理学 folk psychology を，そのまま順行的，字義通りに実行しているようなところがある．

　ここにあげた理論説も，シミュレーション説も，そして自己移入も，基本となるのは自己の投影ないし投入である．それが他者の直観をもたらすことはない．関心はもっぱら他者のわからなさをいかに埋め合わせるのかということに集中し，わからなさそのものが，こぼれ落ちてしまっているからである．

　あらかじめ自己という陣地を設定し，そこから他者へと向かうやり方は，袋小路に突き当たる．直観に与えられるべき他者のこころは，向こう側に滑り落ちるのである．

直観のベクトルを反転せよ

　経験が物語るところに耳を傾けるなら，他者の認識はかようにこみいった間接的なものではない．もっと直接的なもののはずである．ではどのように考えればよいのだろうか．実は，自己から他者へ向かう認識が挫折すること自体のなかに，ヒントが隠されている．

　哲学や心理学の常識に反して，ここでは直観のベクトルを反転させてみよう．問題となるのは，自己から他者へと向かう直観ではない．他者から自己に到来する直観である．

　そもそも直観とは，もっぱら自己から対象に向かうものしかないのだろうか．われわれが無媒介に何かを把握するとき，自分が認識するというよりは，何かが到来してくるといった方が，実情に近いのではないだろうか．

　何かがふとひらめいたとする．そのとき，まさにひらめきが自分に到来したのである．ひらめいた瞬間，自分というものは背後に退いている．「俺が思いついたのだ」などと厚かましく主張するのは，ひらめきが訪れたあとである．

　　この厚かましさは近代人に固有の傲慢の病のようなものである．たとえば古来より，霊感は神からやってくるものと相場が決まっていた．詩人とは，たとえダンテであろうと，ムーサの女神の語りかけを聞きとる者にすぎない．彼に与えられたミッションは，創作することではない．女神の語りかけてくる言葉を，それが聞こえぬ一般民衆に伝えることだった．作者などという厚かましい考えはなかったのである．

　しばしば直観の範例とされる視覚を考えてみよう．実際の視覚はそれほど頼りになるとはかぎらないが，直観のもつ明証性のモデルにはふさわしい．では，視覚に即して考えるなら，直観とは「視る」ものなのだろうか．

　強烈なインパクトをもつ視覚体験を考えてみよう．それは，不意に眼

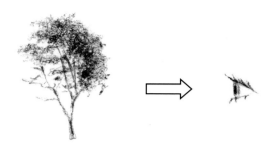

図 2-2　樹木がみえる

に飛び込んでくる．そのとき，自己はだしぬかれており，「視る」，あるいは「視ている」などという余裕はない．しばらくして，固まっていた自分を立て直し，何が起こったのかを吟味しようとする．

　あるいは明証的な視覚体験を考えてみよう．いわゆる「ありありと」であるとか，「まざまざと」などと形容されるものである．この場合には，自己はその場に居合わせている．しかし「ありありと」みえる体験とは，たとえそこに居合わせていようとも，自分にはどうしようのないものである．自分が関与しようとしまいと，動かしがたいものとして，そこにみえている．

　つまり，直観的な視覚体験とは，「視る」あるいは「視ている」のではなく，「みえる」ないしは「みえている」のである．ここで直観のベクトルがぐるりと向きを変える（図2-2）．向こうからやってくるのである．

　こうしてベクトルを反転させてみれば，他者の直観のメカニズムは無理なく理解することができる．われわれが他者を直観するのではなく，他者のもつ異質性 strangeness の方が，われわれに飛び込んでくる．その異質性の源泉が，まさに他者のもつ「志向性」であり，志向性は人間のこころに固有のものである．そしてわれわれは，この異質なものを無媒介に感じ取る．

「サリー–アン問題」で，人間くさい行動をとっているのは，ボールを移し替えるアンの方である．もしかしたら，出題者は何も考えずに，ただボールを移動させるエージェントとして登場させただけかもしれない．だが，こうした不可解な行動をとるのが，人間の特性である．アンの意図がどこにあるのかは，にわかにはわからないが，それゆえにこそ，アンの中に志向性を感じ取るのである．それに対して，サリーの行動には，どこにも不可解なものはない．

こころがあるということに気づく手前のASDにとって，自然界にはない他者の志向性の不可解さは，物体としての動きに還元される．だが時として，それは世界の秩序に対する脅威となる．あるいは，新種の生物を観察するときのような興味の対象となることもあるだろう．

カナー[6]の記載したDonald事例は，他の子どもがいなくなったのをみはからったかのように，遊びを再開している．中核の自閉症においても，他者は決して関心の外にあるというわけではない．

他者の不可知性とは，われわれを触発してくるこうした異質性にある．自己移入の向こう側にあるものではない．この異質性は，自己のなかに包摂できないが，経験に織り込みずみのものである．それゆえになじみ深い．

他者の側面図から正面図へ

ただこれしきりのことである．ただこれだけのことなのであるが，われわれにしみついた素朴心理学 folk psychology は，できあがった自己を基点に据えようとする．それはまた世の建前でもあり，われわれのものの見方を深く規定している．しかしそれにとらえられているかぎり，「異

---

[6] Kanner, L. : Autistic Disturbances of Affective Contact. Nervous Child 2 : 218, 1943

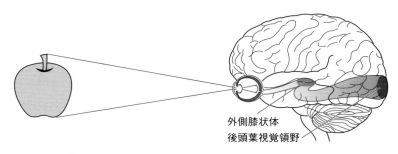

図 2-3 知覚の側面図　私はどこにもいない

質にしてなじみある」という他者のあり方は取り逃がされてしまう．
　ちなみに，身近な他者を脇からしばらく間近にながめる機会に恵まれたなら，その人のどこに心が感じられるか試してみよう．心のありかを同定するのは意外にむずかしい．それどころか，だんだんとゾンビやロボットめいてくる．
　これはいわば他者の側面図である．側面図の場合には，強烈な志向性を浴びることはない．横から眺めるという立ち位置が保証されるかぎりは，ASD 者にも対応可能である．「サリー－アン問題」でみたように，直観が作動しなくとも，推論によって読むことは可能になる．

　ここで側面図[7]というのは，次のようなものである．人がリンゴをみているとする．この知覚の成立機序を図解するなら，まずリンゴがあり，そのリンゴからの反射光線が眼球で屈折して，網膜の神経細胞に達し，その神経細胞のパルスが視神経から外側膝状体を経て，後頭葉の視覚領野に達するというダイアグラムが描かれる（図 2-3）．
　側面図のなかには，視ている人の主体はどこにもない．あえていうなら，視点である目に定位されるのかもしれない．だが，それは眼球という器官として対象化されている．視覚の座とされている後頭葉にも，主体を感じることはできない．言い換えるなら，誰でも代入できることに

---

[7] 大森荘蔵：無脳論の可能性．現代思想 16(4)：69-79, 1988

なる．

　ところが，他者がこちらの視線に気づいて振り向くとき，私はもはや局外者としてその人をながめている余裕はなくなる．関係のなかに巻き込まれる．ひるがえって考えれば，ゾンビ問題などというものは，側面から，あるいは局外から，他者をながめている者に浮かぶ発想なのである．

　他者はわれわれを触発して，めざめさせたものである．それゆえ，自己に先行している．その自己が他者を自分のなかにとらえ込むことは所詮無理である．
　一人黙然としているとき，人は自分というものをそれほど強く感じないものである．不意に視られていたことに気づいたとき，呼び止められたとき，後ろから肩をたたかれたりしたときに，にわかに自分というものを意識する．
　他者のまなざしが反転してこちらを向くとき，その志向性は共同化されない．私のなかに同化することもできない．それが他者の正体である．そしてまなざしを浴びた私は，一瞬消滅する．

了解は応答のなかに含まれる

　局外者でなく，当事者として他者とかかわるときに，われわれは単に彼らからやってくる志向性を感じるだけではない．それに「応答」する．これは物理的，生理的な「反応」とは異なる．
　われわれは，褒められれば顔が綻び，照れたりもする．侮辱されれば怒り，あるいは哀しむだろう．こうした私の応答のなかには，相手の行為に対する了解が含まれている．
　相手から何かを問われれば答える．あるいは応えないかもしれない．それでも応答は応答である．自分を振り返ってみればわかることである．相手もまた，私の沈黙のなかに，自分の問いかけに対する応答を感

じ取るだろう．

　相手がつらそうにしていれば声をかける．「どうしたの？」，「具合悪いの？」という声掛けのなかには，相手に対する了解が含まれている．それは漠然としたものにとどまる場合もあれば，間違っていることもある．だがそうしたものも含めて，了解というものはある．そこでは「心の理論」や「シミュレーション」など発動していない．

　なぜなら，この場面で，人は部外者として眺めているのではないからである．やってくる志向性の衝撃を感じ，それを受けとめ，そして応答している．つまりそこにはベクトルが反転する動きがある．この反転する動きのなかに，他者に対する了解が含まれているのである．

　私が他者に何かを投げかけるときも，他者からの応答を受け取る．他者のなかに，反転する動きを感じ取る．たとえそれが誤解であっても，無視であっても，応答であることには変わりはない．そこには了解が含まれている．もちろんそれがぴったり一致することはない．ただ，他者からの応答によって，自分が投げかけたことの意味を受け取る．もし応答の手ごたえがまったくなく，行きっぱなしになったとき，私の投げかけは宙に浮くことになる．

　他者からの投げかけに，私が応答を返すとき，今度は他者がそれを受け取る．こうした反転の連鎖の中で，了解は形成されていく．

　ASDで問題となる対人相互性の正体は，ここに示したような応答の連鎖であり，やりとりである．やりとりのなかで，われわれは他者を了解する．他方，彼らはそうした動きのなかに入ることができぬまま，とり残されることになる．

3章
まなざしの到来

　賄(まかな)いをしていた母が，包丁で指先をちょっと傷つけて，その傷跡をみる．かたわらで遊んでいた子どもは，母の顰(しかめ)た顔を見上げる．

　血のにじんだ自分の指先をみつめていた母は，傷がたいしたものでないとわかってほっとする．ふと，かたわらに目をやると，自分を見上げていた子どもに気づく．それまで母の顰めた顔を怪訝(けげん)そうにみていた子どもは，振り向いた母と一瞬目が合って，ばつが悪そうにうつむく．そして，はにかんでいる．

　僕はみてはいけないものをみてしまったのかもしれない．こっそりのぞき見してしまったのだろうか．おそるおそる顔を上げると，母は「びっくりさせて，ごめんね」と微笑む．

　ほんのわずかの間に，いくつものまなざしが交錯している．子どもが心配そうに自分をみているのに気づいた母．振り向いた母にみられてうつむく子ども．もじもじしているわが子を慰める柔らかな母のまなざし．

　われわれが生を営む空間は，まなざしが飛び交っている．しかし，そのまなざしを感じることはできても，まともに「みる」ことはできない．ちらっと斜交(はすか)いにうかがうよりない．

　直射するまなざしは，電光石火である．気づいたときには，姿をくらましている．思いがけず目が合ったとき，たいていの人はまぶたを伏せるか，視線をはずそうとするだろう．その間合いが悪いと，お互いにばつの悪い思いをする．

あるいは，のっぴきならない状況にはまり込んで，相手の視線に負けまいとして，まなこを見開き，にらみ返すかもしれない．そのときには相手の「目」をまともにみることになる．

だが，まなざし自体をみることはできない．よほどのことでないかぎり，その強度に耐えることはできない．それでもにらみ続けているときには，メデューサの目がなすがごとく，相手の目は石化して眼球となる．

写真ならば，真正面をむいたポートレートでも，穴の空くほど見続けることができる．それがまなざしを向けてくることはない．まなざしは眼球に退縮し，顔（おもざし）は顔面となって，形象のなかにおさまる．

しかし生身の人の顔をじっと見続けることはできない．まなざしを感じるからである．まなざしは眼球という器官に限局されない．顔面全体に浸透し，顔（おもざし）となって，こちらをみている．

顔（おもざし）

まなざしと眼球の関係に対応するのが，顔（おもざし）と顔面の関係である．眼球も顔面も，形あるものとしてとらえることができる．それに対して，まなざしも顔も，対象として認識することはできない．顔には，認知が作動する以前に，他のものに比べて圧倒的に目立つという「顕著性 salience」がある．

親しい人のおもざしは，すぐにわかる．思い浮かべることもできる．むしろ顔を思い浮かべずに，その人のことを思い浮かべるのはむずかしい．

しかし，どんな目をしていたか，顎のあたりの線はどうなっていたか，鼻の形はどうだったかというと，細部まで思い出すのは容易ではない．どうも顔は知覚対象として記憶されているのではないようである．

美術評論家の岡崎乾二郎によると，似顔絵というものは，下手に描くべきものだという[1]．写実ではなく，デフォルメによって，似顔絵らしく

---

[1] 岡崎乾二郎（口演）：『ルネサンス 経験の条件』前夜．2014

なる．形態は似てないけど似ているというのが，成功した似顔絵だとのことである．そこで描かれているのは，形に還元されない表情，すなわち顔（おもざし）である．

哲学者のジャン＝リュック・ナンシー[2]（Jean-Luc Nancy）によると，20世紀の西洋絵画は，まなざしとしての絵画を，絵画の可能性として追求してきた．彼によると，絵画自体がまなざしであり，われわれがみるのではなく，絵画の方がわれわれをみるのだという．

これに関連して，鷲田清一[3]は，ジャコメッティ（Giacometti, A.）の制作過程を取り上げている．朝から晩まで，忍耐強く座り続けるモデルを前に，彼はカンヴァスに向かい続ける．顔がその形象をかたどり始めると，今度はその輪郭をそぎ落とす．あくことなき反復がそこで繰り広げられることになる．鷲田は，ジャコメッティが描こうとしたのは，消え入ることで現れる顔という現象ではないかという（図3-1）．

顔の再認は容易だが再生はむずかしいという所見は確立されている．写真をみて，自分のであれ，他人のであれ，違和感をもつのは，顔が顔面に退縮しているからだろう．

ASDのなかに，人の顔の再認が極端に苦手な人がいる．顔をみることができなかったり，顔を形態で把握していることによるのだろう．そういう場合には，細部の特徴や，身につけているアイテムなどから推論しているらしい．

「倒立効果」というものがある．逆さまにした顔写真をみせると，正立した場合より，誰であるかがわかりにくい．ごく自然な傾向である．だが，ASDの場合，倒立による不利はみられない[4]．

---

[2] Jean-Luc Nancy : Le Regard du portrait. Galilée, 2001
[3] 鷲田清一：＜顔＞という現象．「自己の成り立ち」学際融合教育シンポジウム報告書．学際融合教育研究センター，2010, pp.114-118
[4] 神尾陽子：自閉症の対人認知研究の動向―顔研究からのレッスン．精神医学 46：912-923, 2004

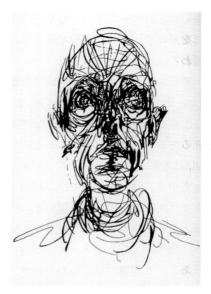

図 3-1　ジャコメッティ　デッサン
(http://www.thierry-delcourt.fr/2014/04/alberto-giacometti-et-zao-wou-ki-l-obsedante-quete-creative.html)

　グニラ・ガーランドにとって，家族以外の人の顔はみな空っぽだった．客人が来ても，その顔のない顔たちは，家具と同じであり，部屋の附属品のようなものだった．最初にある部屋で見たあとで，別の部屋で見かけたら，もう別人だと思ったという．彼女の場合には，まなざしはほぼシャットアウトされている[5].
　藤家寛子は，長い間，女優の常盤貴子と投手のダルビッシュ有の区別がつかなかったという[6]．二人の眉から眉間にかけての形がまったく同じ

---

[5] Gerland, G.: A Real Person : Life on the outside. Souvenir Press, London, 1997, pp.64（ニキ・リンコ訳『ずっと「普通」になりたかった』花風社，2000, pp.68-69）

[6] ニキ・リンコ，藤家寛子『自閉っ子，こういう風にできてます！』花風社，2004, p.238

だったとのことである.

　実際に二人の写真を見比べてみれば，全体認知が飛び込んできて，別人だという認識に覆われてしまう．そもそも性別が異なる．あえて眉間だけをみてみると，確かに似ていなくはないと思うが，そこだけを単独で見続けることはできない．

　藤家の場合，もし眉間などへの部分認知から解放されたら，顔全体をとらえることができるだろうか．それは容易ではないだろう．部分認知がほどけたその途端，まなざしが突如として現れることになる．顔，そして人は，まなざしを中心にして，全体対象としてまとまりあがる．

視線触発

　まなざしと眼球，あるいは顔（おもざし）と顔面，両者のちがいはどこにあるのだろうか．それは，志向性がそこに感じられるかどうかである．対象としてみた途端，志向性は消え入る．そしてまなざしは眼球に，顔は顔面としてかたどられ，そこにおさまる．

　ここで問題となっている志向性とは，私に向かってくる志向性である．側面図ではなく正面図である．

　そして，ASDの基本障害とは，この他者からこちらに向かってくる志向性に触発されないことである．「サリー–アン問題」から出発して，ようやくわれわれは病理の核心にたどり着いた．障害をこうむっているのは，「他者の心を読む」ことでもなければ，「他者に心がある」ことでもない．「他者からの志向性に気づく」ことである．

　この基本障害を明確に定式化したのが，哲学者の村上靖彦[7]である．彼は自閉症臨床のフィールドワークをとおして，「視線触発」という受動のベクトルを発見した．それはフッサールの確立した二つの志向性，すなわち能動的な対象志向性（こちらから対象に向かうベクトル）と受

---

[7] 村上靖彦『自閉症の現象学』勁草書房，2008, p.2

動的総合における自己組織化する連合の志向性（ものの方で勝手にまとまっていく志向性）とは次元を異にする,「第三の志向性」である.

村上によると，視線触発とは次の三つの特徴によって定義づけられる.

① こちらに向かってくる視線や呼び声・接触のベクトルの直接的経験である.
② 感性的体験に浸透するが，それ自体は感性とは異なる次元にある.
③ 自我や他者の存在が認識されるに先立って作動している.

簡単に解説を加える.「視線触発」は，他者からこちらに向かってくるというベクトルをもち，かつ直接的に与えられる経験（＝直観）である．それは視覚だけにかぎらず，聴覚や触覚領域にも認められる．とはいえ，それは他者のまなざしが眼球という形態に還元されないように，あるいは顔が顔面に還元されないように，感性的体験（＝知覚）とは異なる次元にある．それは私が認識するのに先立ち，気がついたときにはすでに到来している．

筆者なりにいくつか補足しておくと，まず，まなざしというものには「慣れ」というものが起こらない．どれほど齢を重ね，老獪（ろうかい）になっても，まなざしを直（じか）に浴びると，視線触発の原場面に連れ戻される．それゆえ，まなざしの交錯は一瞬である．それ以上は耐えられない．そのときに沸き起こる基本的な感情が「羞恥」である．まなざしを浴びるとき，われわれは強烈な恥じらいを感じる．強烈な他者意識とともに，自己意識が喚起される．

村上の指摘の特筆すべき点は，ほとんどの自閉症論が，まなざしの「側面図」しか扱ってこなかったのに対し，まさに「正面図」を問題にした点である.

まなざし

　では，ASD ではどうなのだろうか．ASD 者はまなざしに反応しない．視線触発が起こらない．これがとりあえずの基本形である．

　「とりあえず」というのは，無反応をベースとしつつも，そこに不意にパニックが引き起こされるからである．それは不安や恐怖といったものを通り越して，カタストロフにいたる．そこから自己は立ち上がらない．

　　カナー[8]の Elaine 事例は，Child Study Home に入ると，まったく輪のなかに入ることはなかった．それにもかかわらず，すぐさま生徒全員の名前と各自のベッドの場所などのディテイルに加えて，眼の色を覚えたという．まぎれもなく眼をみていたのである．まなざしはパニックを引き起こすが，それを眼の形や色といった対象に落とし込めば，抜群の記憶力を示す．そして，生身の顔は見ようとしないが写真は好んだ．
　　この例にかぎらず，カナーの論考には，自閉症児が周囲に対してまったく無関心のようにみえて，その孤立したあり方が他者の介入によって脅威にさらされると，にわかにパニックが引き起こされることが，随所に記載されている．
　　また，人の画像をみるとき，定型者はまず眼に注意が行くのに対して，ASD では別の部位をみるという報告は多数あるが，他方で，ごくわずかな時間だが，眼をみるのが先行しているという所見もある[9]．

　高機能群では，いずれはまなざしに，そして他者から到来する志向性全般に対して，反応できるようになる．その場合でも，基本的な気づきにくさと，パニックのコントラストが特徴的である．

---

[8] Kanner, L. : Autistic Disturbances of Affective Contact. Nervous Child 2 : 247, 1943
[9] 神尾陽子：自閉症スペクトラム障害における顔処理の発達．自閉症スペクトラム研究 6 : 11-17, 2006

成人臨床において，単に視線が合わないだけでASDと診断したり，逆に，合うからといってASDを除外するのは乱暴な話である．しかし，まなざしに対する感性を研ぎ澄ますことは，臨床家として大切なことである．

　目と目が合うときにも，交感に乏しい．宙に浮いているような，あるいはなんとなく目のあたりがモワッとぼやけたように感じられる事例もある．眼球はこちらを向いているが，まなざしがこちらにやってこないのだろう．話している間，顔をそむけて，斜交（はすか）いに眼をこちらに向ける事例もある．あるいはこちらのまなざしが相手を素通りしていくような感じをもつこともある．こちらが相手からの視線を感じられないので，ついつい眺めてしまっているということも起こる．

　逆に，臆面もなくこちらを見続ける事例もある．挑戦的な態度と感じられることもあるが，どうもそうではなさそうである．こちらからのまなざしを感じないがゆえに，回避する必要も感じないのかもしれない．あるいは黒い染みとして映っているのかもしれない．教育現場で，「相手の目をみて話せ」という指導がよくされるようだが，それを文字通りに実行している事例もある．

　　アスペルガーは，自閉症児の視線について，細やかな観察をしている．彼らの視線ははるか遠方を向いているのか，それとも内側に向いているのかわからない．話している相手をみず，視線は人を通り抜けるか，たまにかすめる程度である．また，視野の周辺部を使い，周囲の世界を驚くほど広い範囲にわたって認識していることに気づかされることもあるという[10]．

　ASDではまなざしに対する無反応が基本である．そのとき，まなざしは眼球に落とし込まれている．しかしそのうらに，パニックにいたるほどの過敏性を隠し持っていることがある．

---

[10] Asperger, H. : Die 'Autistischen Psychopathen' im Kindesalter, Archiv für Psychiatrie und Nervenkrankheiten 117 : 112-113, 1944

ひとみしり―自己が触発されるとき

　では，まなざしによって触発されるのは何だろうか．もはやいうまでもないだろう．それがまさに「自己」というものである．

　子どものまなざしを感じた母は，傷にとらわれていた状態からわれに返り，母親らしく子どもをいつくしむ．振り返った母と目が合って，ばつの悪い思いをしてうつむく．

　他者のまなざしが指し示してくるのは，「この私」である．まなざしを浴びるとき，人はわれに返る．私は私として個体化する．

　われに返ったとき，そこで沸き起こるのは，恥じらいであり，恥ずかしさである．われが露呈したことへの，気づかずにみられていたことへの羞恥の感情である．

　まなざしによって自己が触発されるはじまりは，「ひとみしり」として知られている．生後9か月頃からみられる現象である．みつめられた赤ちゃんが，恥じらいをみせるとき，われわれはそこに自己のめばえを感じ取る．

　それ以前にも，子どもは親からのまなざしに反応する．だがそれは反射的なものである．「自己」という屈折点を介することのない，本能的とでもいうべき共振である．9か月以前には，母親と乳児は30秒以上も，あくことなくみつめあうことができるという．それ以降は，ごく例外的なときにかぎられる．愛しあっているか，面子(めんつ)がかかっているか，そうしたのっぴきならぬときぐらいではないだろうか．

　フリス[11]のモノグラフの冒頭には，ピーターという自閉症の教示例が掲げられている．ピーターは，お腹がすけば泣き，あやされれば笑い，生後1年までは異常に気づかれなかった．このあたりが，0歳児での早期診断がむずかしいゆえんである．

---

[11] Frith, U.: Autism Explaining the Enigma, 2nd edition. Blackwell, 2003, pp.2-5（冨田真紀，清水康夫，鈴木玲子訳『自閉症の謎を解き明かす』東京書籍，2009，pp.22-28）

他者が置いたしるし＜φ＞

　われわれはまなざしをまともにみることはできない．せいぜい，ちらりと垣間みることができるだけである．そして，まなざしに曝(さら)されると居心地が悪い．面映(おもは)ゆさを覚える．その原型が，乳児のひとみしりである．

　では，なにゆえに，自己を一瞬消滅させる威力をもったまなざしが，自己を触発するものでもあるのだろうか．

　われわれは，つねにまなざしに立ち遅れる．気がついて振り返ったときには，それはすでに到来している．来るのを待ち受けていても無駄である．なぜならそれは「視る」ことのできるものではないからである．「視た！」と思ったときには，まなざしはすでに姿をくらましている．

　このまなざしのあり方は，他者の両義性そのものである．他者のまなざしは不気味である．まともにそれを視ることはできない．しかしそれはまた，なじみあるものである．自明なものとして，経験世界のなかを飛び交っている．

　それゆえこうなるのではないだろうか．生まれ落ちたそのときから，われわれは他者のまなざしに曝されている．しかしはじめはそれに気づかない．反射的に反応しているだけである．だが，しかるべきときがくると，われわれはふとまなざしに気づく．そして自分にめざめたのである．だが，われわれが自己に覚醒したとき，それはすでに立ち去っていた．

　われわれにとって，他者のまなざしがなじみあるのは，それをどこかで知っているからである．最初のひとみしりが，そのしるしである．もちろん，その場面は覚えていない．だが，その衝撃は，われわれのなかにしるし（痕跡）を残している．

　このしるし（痕跡）をかりに，＜φ＞という記号で示すことにしよう．ちなみにこのφは，「空集合」に事寄せた記号である．

　それは，他者のまなざしが置いていった傷跡，いうなればトラウマで

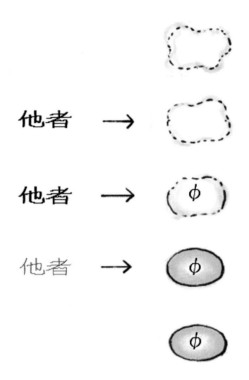

図 3-2 他者のまなざしによる自己の触発
他者のなまざしがマトリックスに ϕ を刻み付けると，ϕ を中心に自己が生成する．自己にめざめたときには，触発した他者は立ち去っている．

ある．ただし，PTSD におけるようなトラウマではない．というのも，その時点で，トラウマをこうむる自己はまだ形成されていないからである．それゆえ，それは身に覚えのないトラウマなのである．

そして逆説的に，このトラウマ ϕ を基点として，自己が形成される．そして自己が立ち上がったとき，ϕ をしるした他者は過ぎ去っている（図 3-2）．

めざめた自己は，他者が自分を立ち上げてくれたことを知らない．ϕ が自分のなかにひそんでいることも知らない．自分より先行しているの

で，自分で思い出すことはできない道理である．

　だが，痕跡であるφが刺激されることがある．まなざしに代表される他者からの志向性と遭遇するときである．それが強烈なときには，羞恥にみまわれる．自分の最深奥にあるものに触れられるからである．同時に，あらためて強烈に自分というものを意識する．ただ，この共鳴は一瞬の出来事である．

　φがどのようなものであるのか，それをイメージするには，命名，つまりは名づけることを一つの範例として考えるとわかりやすい．命名もまた，まなざしに劣らず，強烈な志向性をはらんでいる．

　われわれは皆，名前をもっている．「もっている」という言葉が示すように，自分というものがまずあって，それにたまたま名前がついていると錯覚している．別の名前だったとしても，自分は自分だと思い込んでいる．しかし，たいていの人は，ものごころつく前に，それどころか生まれてまもなく，あるいはそれ以前に，親から命名されている．

　かりに「一郎」という名前を考えてみよう．「一郎」自体には意味はない．長男につけられることの多い名前であるが，われわれが「一郎」と呼びかけるときに，そんなことは意味していない．ただ，一郎その人を名指しているだけであり，彼に呼びかけ，語りかけるときに使うのである．単に指示作用しかない．しかし確実に，今呼びかけている一郎その人にヒットする．彼は振り向くだろう．なぜなら命名を受けたしるし＜φ＞があるからである．ただし一郎本人は，最初の命名の場面を知るべくもない．

＜φ＞は経験を超えたものであること

　φは，「この私」ということ以外の何ものも指し示さない．内実のない玉ねぎの芯のような空虚なものである．あるいは雪が結晶化するときの芯となる微小なチリのようなものである．それ自体に内実はないのだが，それを核にして自己が構造化される．自然界には存在しない「無」と言い換えてもよいだろう．

φは私に先行する．経験に先立ち，経験の条件となっている．つまり存在としては無なのであるが，それがないと経験が成り立たない．このような意味において，「超越論的（＝経験を可能にする）」とか「アプリオリ（先験的＝経験に先立っている）」と呼ばれる次元にある．だからそれ自体は経験できない．

　このことを簡単に解説しておこう．経験に先立つとはいったが，まなざしに由来するφには，ひとみしりという発達史上のメルクマールがある．その時点でまさにφが書き込まれたとみなすことができるだろう．だが，これもまた側面図である．ここで問題となっているのは，経験の主体にとってのφである．われわれは自分の来し方を振り返ってその時点を同定することはできない．あるいは，ひとみしりをしている幼児に聞いたところでわかるわけでもない．

　かりに，はじめてひとみしりをしたときに，φが形成されたとしよう．そのとき，幼児は他者のまなざしに反応している．まなざしは素通りせず，確かに幼児のマトリックスを触発し，恥じらいという反応を引き起こす．

　ということは，その時点で，他者のまなざしに対するレセプター，すなわちφが，すでに形成されていたということになる．そうだとすれば，φが書き込まれたのは，「はじめて」とされたその時点より，さらに遡らなければならない．だが，かりに新しい起源を設定したとしても，再び同じパラドックスが生じ，さらに新しい起源へと遡及しなければならない．

　いずれにしても，最初のφの書き込みは，自己の起源にあって，経験を可能にするものであり，それを自己の経験のなかに位置づけることはできない．

＜φ＞をめぐる病理

　φはまなざしに代表される他者からの志向性に共鳴するレセプターであり，自己が形成されたときに起点となった核である．まなざしの場合

には，最初のひとみしりにおいてϕが書き込まれる．ASDではこのϕが未形成にとどまる．これが出発点となる精神病理である．

　それゆえまなざしは素通りしていく．志向性に反応を示さない．他方で，不意に遭遇すると，パニックが引き起こされる．

　このパニックは，ASDが他者にまったく反応しないわけではないことを示している．むしろ他者は，経験のレンジに収まらない強度をもったものとして彼らを襲うのかもしれない．

　前章で触れたように，カナーの論考のなかで，自閉症の子どもは，他の子どもたちがいると，その輪から離れたところに移動すると記載されている．他の子どもたちが滑り台で遊んでいるときには，恐れて近づかず，いなくなると遊びを始める．ただしこの場合，自閉症児は，他者とわかって回避しているわけではなく，物とは異なった奇妙で不可解な動きをする何かとして感じている．それは彼らの世界の秩序を揺るがす闖入者である．

　小林隆児[12]によると，自閉症児は潜在的には関係欲求をもつが，いざ接近しようとすると，あるいは親が接近してきたとき，回避してしまう．そして，この接近と回避のジレンマによって，視線が一瞬合うという関係の原基が形成されないとしている．

　こうしたアンビバレンスは，当事者たちによっても記載されている．テンプル・グランディン（Temple Grandin）は，自閉症者には「近接願望と逃避の矛盾」があるという．また，ドナ・ウィリアムズは，「自閉症の子どもは，母親の胎内にいるときからすでに，自分と母親とのつながりをいっさい感じることができないか，母親から送られてくるメッセージを刺激の強すぎる苦痛なものとして拒絶しているのではないだろうか[13]」と述べている．

---

[12] 小林隆児『自閉症のこころをみつめる―関係発達臨床からみた親子のそだち』岩崎学術出版，2010

[13] Williams, D.: Nobody Nowhere. Doubleday, 1992, p.182（河野万里子訳『自閉症だったわたしへ』新潮文庫，2000, p.447）

定型者の場合，まなざしを浴びると，φが一瞬刺激され，あらためて自己を意識させられる．それに対して，ASDではトラウマそのものとなる．そこから自己が立ち上がらない．

　φにかかわる病態として，統合失調症がある．統合失調症は，定型発達者に起こる病態であり，それゆえφはいったん形成される．だが青年期にさしかかると，このφをもう一度，自己の最深奥まで名指し，そして賦活する不気味な他者に遭遇する．その他者は，正体を現さないが，私にまとわりつき，立ち去らない．そして私の知らない私の秘密を握っている．それはまどろむことを許さない（統合失調症との鑑別の詳細は，第13章であらためて取り上げる）．

　定型者では，どのように他者の志向性はさばかれているのだろうか．他者の最初の到来は経験以前の次元にとどまっている．そして，経験を支え，束ねるものとして機能している．起源のトラウマとは距離が作られている．それがまさにφが超越論的なものである所以である．

　日々の営みのなかで，他者のまなざしと遭遇するとき，φは一瞬賦活される．だが，それは反復であって，フラッシュバックではない．

φのまとめ

　本書において，φはASDを理解するにあたって，ほぼ唯一の仮説である．繰り返しになるが，ここまでの議論を簡単にまとめておこう．

① 自己は他者からやってくる志向性により触発されて生成する．
② 自己の最も奥底には，他者のしるした痕跡＜φ＞がある．
③ この自己の起源を自己自身は知らない．それゆえφは自己の経験
　 を超えたものである．
④ ASDではこのφが未形成にとどまる．

　少しだけ捕足しておこう．
　ここまでは，まなざしのもつ鋭利な側面を強調してきた．確かに，ま

なざしを視ることはできない．対象としてとらえることは不可能である．しかしまなざしは「合う」．邂逅(かいこう)は一瞬可能である．それどころか，この合う瞬間こそ，特権的なものである．

　われわれの生の営みのなかで，もっとも大きな悦び（と苦しみ）を与えるものである恋愛のことを考えてみよう．それは目が合ったときのときめきに始まる．そして，ときめきがなくなるとともに，終わりを迎えるだろう．

　そしてまなざしは傷を与えるとともに，傷を癒すものでもある．はにかむ子どもをみつめる母の慈しむまなざしは，それが与えた傷を癒す．みつめられ，羞恥にまみれてはにかむ．そこで沸き起こるひりひりとした痛みを，母の微笑はやわらげる．一人の人格として承認し，そして見守っている．

　志向性が傷を癒すのは，まなざしにかぎったことではない．われわれが呼びかけるときもまた，大人に対するのと同じようにはしない．自分なりに乳児に tune in して，語りかけるだろう．そして乳児がそれに応えてくれるのを，心待ちにしている．ここでも志向性の傷はやわらげられ，個体化が促されている．

　ASD も，いずれは彼らなりのやり方で，志向性に反応し，自己にめざめるときが来る．だが，分離個体化が果たされようとするとき，彼らはそこに，それを愛でるまなざしや語りかけをみつけることができない．そのような時期はとうの昔に終わっている．

4 章
9 か月革命

自他未分という原点

　ジル・ドゥルーズ[1]に,「無人島」をテーマにした論考がある．無人島とは, いうまでもなく, 人が住んでいない島である．だがドゥルーズによると,「ある島が無人島でなくなるためには, そこに人が住めばすむわけではない」という．

　これを言い換えるなら,「われわれがこの世に生まれ落ちたとしても, それだけでこの世界が無人島でなくなるわけではない」ということである．これはASDの世界のあり方になぞらえられるのではないだろうか．

　それに対して, ロビンソン・クルーソーが上陸した島は, 彼が住み始めた時点で無人島ではなくなる．それは島の人口が0から1になったからではない．そうではなく, おそらく定型者であるロビンソンの経験世界は, すでに他者によって構造化されているからである．

　ロビンソンの前に繰り広げられる島の風景には人影はない．だが, そのみえ方自体は, 彼が他者とともにいた故郷の街と変わることはないだろう．他者がいたときと同じように構造化されている．光景のなかから人影が消えてしまっただけである．それに対して, ASDでは, 人影はあっても他者はまだ登場していない．

　経験世界を構造化する他者と, すでに構造化された世界に登場する他

---

[1] Deleuze, G. : Causes et raisons des îles désertes. *In* L'île déserte et autres textes. : Textes et entretiens 1953-1974. Les Editions de Minuit, 2002, pp.11-17

者とを区別しておこう．前者は後者の可能性の条件になっている．ASDに訪れてこないのは，構造化する他者である．光景のなかから人影が消えるわけではない．

　ASDの経験は「自他未分」である．これはメタファーではない．文字通り，そうなっている．この「文字通り」をいったん徹底しないと，彼らの世界は理解できない．
　すでにカナーは，ASDの「自閉」が，統合失調症の場合とは異なるものであることを指摘している．統合失調症が現実からの「退却 withdrawal」であるのに対し，ASDでは，いまだ退却すべき現実が構成されていない．カナー[2]はそれを，端的に「孤立 aloneness」と呼んだ．

　乳児が他者のまなざしを意識し始めるのは，生後9か月頃である．いわゆる「ひとみしり」という現象である．この他者のもたらす視線触発は，自他未分の乳児の世界に決定的な亀裂をもたらし，自己と他者，そして私と対象が分節される．
　ASDの自他未分の世界を理解するためには，定型発達において生後9か月頃から始まる決定的な構造変動がいかなるものかを理解しておく必要がある．

象徴的個体化

　ところで，なぜ<φ>のようなものが，人の発達に必要なのだろうか．
　φとは他者によって触発された個体化のしるしである．ただし，自然の与える，生物としての個体化ではない．それとは別の，言うなれば象徴的，ないし社会的な個体化である．そして，そのまとまりが「自己」というものである．

---

[2] Kanner, L.: Autistic Disturbances of Affective Contact. Nervous Child 2 : 248, 1943

自己は他者からの触発によってめざめる．最初から存在しているわけではない．他者の方が先行している．
　どうも人間は自然に与えられた個体化だけではすまないらしい．そのことは，ほぼ人類に普遍的といえるいくつかの文化的な事象が示している．
　一つは，各人が名前をもっていることである．名がついたところで五体に何の変化もないはずなのだが，この世に生まれ出てまもなく，あるいは生まれる以前から，かなり厳粛な手続きとともに，われわれは名づけられる．そして近代国家では，戸籍に登録されることになる．名前なしでは，社会の一員になることができない．
　今一つは，死んだあと，墓という特別な場所に埋葬されることである．そして戸籍から抹消される．ただ生理的に機能が停止し，物理的に腐敗していくということでは，人の死は完遂しない．
　個体化とは，環界から切り出され，一定の自律性をもつということである．人間の場合，皮膚という物理的な境界をもち，その内側で生理的に独立した内部環境を維持しているだけでは，まだ個体として充分には機能できない．環界との，そして他の個体との間に，調和的な関係が結ばれないようである．
　あらためて環界との関係を裁断しなおし，生理的個体化とは別次元での個体化することが求められる．そうやって切り出されたのが「自己」というものであり，その最深奥にあるのが ϕ である．それは他者によって目覚めさせられた痕跡であり，象徴的個体化のしるしである．

9か月目からの再編

　人間は生物体として圧倒的に未成熟なまま産み落とされる．養育者の特別な庇護がなければ，生き延びることはできない．人間の乳児が，オランウータンの新生児とほぼ同一の機能を備えるようになるのは，生後9か月といわれる．言い換えるなら，人間は，マイナス9か月で胎内から放り出される．

表 4-1　生後 9 か月頃に出現する発達指標

① ひとみしり（視線触発）
② みえる　⇒　みる（心的距離の形成）
③ つかむ・とる　⇒　みる・さわる・ふれる（静観的態度）
④ 母が恒常的な対象になる
⑤ 指さしをする（共同注意）
⑥ 模倣（うつす・まねる）
⑦ 泣くことの道具的使用（デカップリング）

　そして生後 9 か月頃から，乳児の世界は劇的に再編される．実際，この時期には重要な発達指標が集中している．それを，**表 4-1** に示す．

　ここに示された一連の再編の基礎にあるのは「ひとみしり」，つまりは視線触発である．これを起点として，乳児は個体化の道を歩み出す．
　やまだようこ[3]によると，この 9〜14 か月の時期は，「静観的認識の開始」と「三項関係の形成」によって特徴づけられるという．
　「静観的認識[4]」とは，「行かないで〔ここ〕にとどまって見る」ことである．これは「とる」ことや「行く」ことができず，やむをえずみているだけの乳児期の場合とは異なる．すでに「とる」ことも「行く」こともできるにもかかわらず，あえて「とらない」，あえて「行かない」という態度である．
　それまでは，乳児は「もの」が目にはいれば，つかもうとする．動けるようになると，とりに行くようになる．それが 9 か月頃になると，あえてとりに行こうとせず，「単にみる」，あるいはとるのではなく，「さわる・ふれる」という行動に変化する．それ以前には，「もの」は「つかむ・とる」という動作とひとつながりであり，いわば身体と地続きにあったのだが，対象として切り離されるのである．

---

[3]　やまだようこ『ことばの前のことば―うたうコミュニケーション』（やまだようこ著作集 1）新曜社，2010，pp.68-69
[4]　Werner, H., Kaplan, B. : Symbol formation. Wiley, 1963（柿崎祐一監訳『シンボルの形成』ミネルヴァ書房，1974）

こうした静観を基礎付けるのが視線触発である．他者のまなざしは，乳児をまさに「ここ」にいるものとして指し示し，個体化する．そして「ここ」という場所が切り出されることによって，「そこ」が分離する．「ここ」にいるのは私であり，「そこ」にあるのは対象である．つまり自己と対象，「こころ」と「もの」が別のものとして分離されることになる．

もう一つの「三項関係の形成」とは，「乳児-もの-人」という関係が結ばれることである．やまだによると，0歳前半の乳児では，「人との関係」と「ものとの関係」は，交差することのない別の系統のものである[5]．たとえば，乳児がおもちゃをつかもうとしているとき，人が声をかけると人の方を見てほほえみ，おもちゃのことを忘れてしまうか，人には無関心でひたすらおもちゃをつかもうとするかのどちらかである．あるいは，人がガラガラを振ってみせたりすれば，ガラガラだけを注視しており，それを持っている人との両方に興味をもつことがない．

やまだは，人との関係を「みる-うたう」，ものとの関係を「みる-とる」と定式化する．「みる-うたう」とは，人との間でともに鳴り響き共鳴する関係である．そして9か月後半ごろから，「乳児-人」の関係のなかに，「乳児-もの」の関係が入り込んでくる．それまでは，ガラガラをつかむと，それだけに注意をむけていたのが，つかむ前に母親を振り返ってみたり，母親に手渡したりするようになる．つまり「乳児-もの-人」という「三項関係」が結ばれるという[6]．

だが，二つの関係はどのように合流するのだろうか．やまだの議論では，すでに「みる-とる」関係において，自己と対象が分離していることが前提とされている．だが乳児はみている対象，あるいはつかんでいる対象に没頭している．ものと一体になっているのであり，両者はいわば地続きなのである．厳密にいうなら，対象としての「もの」はまだ成

---

[5] やまだようこ『ことばの前のことば―うたうコミュニケーション』（やまだようこ著作集1）新曜社，2010, p.107
[6] 同書，p.108

立していない．それゆえそのままでは，「乳児-もの」は「乳児-人」の関係に入り込みようがない．三項関係が成立するためには，やはり視線触発によって経験が根本的に裁断され直される必要がある．

他者は志向性を軸にまとまりあがる

　乳児は生まれて間もない時期から，人に特別な関心をもつといわれる．人に対するときと，ものに対するときでは，行動のパターンが異なる．とはいえ，乳児はまだ人を「他者」として認識してはいない．

　最早期の母子関係，やまだのいう「うたう」関係において，母はまだ他者として分離されていない．二人の間では，あくことなく目が合わされる．長じてからは，ありえないほど長い時間，飽かずみつめあうことができる．まだ視線触発は起こっていない．

　生後3，4か月の乳児に，ランダムな図形と，人間の顔に似せた図形をみせると，後者の方によく目を向け，そして微笑する．乳児は「人間の顔パターン」に特異的に反応を示すことが知られている[7]．この場合，実際の人間である必要はない．図形でもかまわない．ということは，乳児はまだまなざしには反応していないのである．

　それゆえ，乳児は人に特別な関心を示しながらも，そこに志向性，そして「こころ」を感じているわけではない．ガラガラを振ってみせた場合，乳児はガラガラにひきつけられるのであり，振っている人は関心の圏外に滑り落ちる．

　この段階で，乳児の世界のなかでは，人はまだ全体対象としてまとまりあがってはいない．乳児はパーツに反応している．振られて音を出しているガラガラがおもしろいのであり，振ってみせてくれている人には反応していない．

---

[7] 神尾陽子：自閉症の対人認知研究の動向—顔研究からのレッスン．精神医学 46：912-923, 2004

ASDでは他者は全体対象としてまとまらず，自分に向けられた志向性に反応しない．身体のパーツに対して反応する．その極端な場合が，クレーン現象である．また，ドナ・ウィリアムズ[8]は，ある女の子のきれいな髪にこころを奪われて思わず撫でてみたところ，髪に顔がくっついてきてびっくりしたという．女の子が振り向いたのを，そう感じたのである．彼女の言い分によれば，「私は髪に触れたのであり，彼女に触れたのではない」となる．

　カナーの事例 Donald は，遊びに没頭しているところを妨害すると激しく抵抗し，癇癪を起こす．しかし決して妨害した人への怒りを示さない．そしていったん妨害がなくなると，そうしたことをすっかり忘れてしまう[9]．Frederick は，おもちゃに没頭しているときに，人が手を割り込ませても，無視している．どうしても無視できないとなると，あたかも取り外されたパーツのように，その手でしばらく遊んでいる[10]．Charles は，本を取られたら，取った相手をみず，闖入してきた手に向かっていく．針で刺されたら，刺した相手を怖がるのでなく，針を怖がる[11]．

　カナーの事例が陰画（ネガ）として示すように，他者は，そのまなざしや顔によって示される志向性によって全体対象としてまとまりあがる．言い換えるなら，子どもは志向性（こころの動き）を感じ取ることによって，他者を他者として認めることができる．それは，顔が個々のパーツの集合体ではなく，表情によって，そしてその源泉であるまなざしによってまとまるのと同じ機制である．

　そのとき，乳児にとって，ガラガラを振る人は，そうやって自分を喜ばせようとしている他者としてまとまりあがる．乳児は単にガラガラに

---

[8] Williams, D. : Nobody Nowhere. Doubleday, 1992, p.20（河野万里子訳『自閉症だったわたしへ』新潮文庫，2000, p.69）
[9] Kanner, L. : Autistic Disturbances of Affective Contact. Nervous Child 2 : 220, 1943
[10] 同上：224
[11] 同上：237

共振するのではなく，ガラガラを振ってみせてくれる他者の行為（＝志向性）に対して応答するのである．

　乳児にとって母親が恒常的な存在となるのは，多くの研究者が実証してきたように，早くとも生後9か月以降である．それまでは母親は目の前から消失すればいないのも同然である．母の不在に直面して，乳児が悲しみに浸されるとは考えにくい．それ以後も乳児の記銘力のスパンは短く，母親が去って泣いても，目の前に別のおもしろいものが出現すれば，すぐ気分が変わることが多い．母が恒常的な対象となるのは，経験が言語によって構造化されてからである．

sympathy と empathy

　視線触発を契機に，乳児の人へのかかわり方は根本的に変化する．「うたう」という共鳴的関係は，志向性をもった他者との関係によって上書きされることになる．

　やまだのいう「うたう」関係の原型は，まだものを手でつかんだり，移動したりして外界に直接働きかけることのできない乳児が，外界のある種の情報を選択し，それに共鳴することである．とりわけ人に対して顕著にみられる現象である．たとえば，人の話しかけに同期した身体の動きをみせるエントレイントメント，あるいは原始模倣や微笑反応と呼ばれる現象などが知られている．これらはまだ自他未分の，同調的で，響き合う関係のことである．

　フリス[12]は，本能的 instinctive な共感と，志向的 intentional な共感を区別して，前者を sympathy，後者を empathy と呼んでいる．前者は「こころ」を介さない無媒介なものである．つまりは地続き的な共感である．

---

[12] Frith, U. : Autism Explaining the Enigma, 2nd edition. Blackwell, 2003, pp.111-112（冨田真紀，清水康夫，鈴木玲子訳『自閉症の謎を解き明かす』東京書籍，2009, pp.206-208）

むしろ「共鳴」，あるいはより即物的に「共振」といった方が実情に近い．それに対して，後者は他者の心に対する「共感」である．この二分法は，ASDの心性を理解するのに有用である．

　視線触発を経由すると，empathyが対人関係の基軸となり，sympathyは背後に後退する．しかしなくなるわけではない．人に対するときには，empathyが前面に出るが，それでも素朴な共鳴の回路が閉じられてしまうわけではない．背後で鳴り響いているはずである．それがなければ，経験はぎこちなく，貧困なものになるだろう．sympathyが素直に発露するのは，自然や生き物に対してである．秋冷が胸に沁み入るとき，あるいは子犬の無邪気な躍動と戯れるとき，empathyに出番はない．そして乳児を慈しむとき，sympathyは最大限に発揮されることになるだろう．

　ではASDではどうだろうか．彼らはこころを介した共感，すなわちempathyは困難な課題である．他方，sympathyは，彼らの抱える障害や困難によって，普段は覆われてしまっている．しかし潜在的には，無垢なまま保存されていることを見逃してはならない．こころというプリズムによる屈折のない交感は，ASD臨床において豊かなリソースとなりうる．sympathyについては，第7章で再び取り上げる．

　生後9か月頃に起る乳児の世界の激変を，本書では「9か月革命[13]」と呼ぶことにする．それを図4-1にまとめておこう．視線触発を境にして，乳児の経験の様式はまさに「革命」というのにふさわしい変貌を遂げる．

---

[13]「9ヶ月革命」ということば自体は，すでに認知心理学者Tomaselloが使用している（Tomasello, M.: The Cultural Origins of Human Cognition. Harvard University Press 1999, 大堀寿夫，中澤恒子，西村義樹，本多啓訳『心とことばの起源をさぐる』勁草書房，2006）．ただしTomaselloは，自己というものを自明の前提として論じてしまっている．だが，象徴的個体化という自己の原基がかたどられるイベントこそが，この時期を「革命」と呼ぶにふさわしいものとしている．

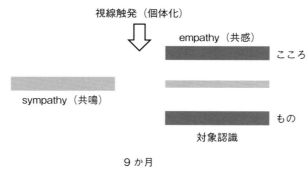

図4-1　9か月革命

指さしと共同注意

　視線触発によって，「ここ」が示されると，乳児の前には「そこ」という場所が拓かれる．そして，「そこ」に向けて指さしが可能になる．それまでは，乳児と対象は地続きであり，一体となっていた．離れたまま指し示すことは，ものがものとして対象になったことを示している．

　指さしの出現は，ひとみしりとともに，初期の発達における画期的な出来事である．ひとみしりが志向性へ応答であるのに対し，指さしは，乳児における志向性の最初の明確な発露である．ものを指さす乳児は，視線触発によって自己と対象に切り分けられた世界を，自らのふるまいによって明確に構造化し，そして主体化している．

　ここで重要なことは，あらかじめ対象がすでに確定されていて，それを指さすのではないということである．そうではなく，乳児の指さすという行為とともに，対象が切り出されるのである．

　乳児にかぎらず，人間にとって，外界は前もって一義的に決定されたものではない．個体と環境は，ぴったりとはまり込む関係にはないのであり，そこには不確定な要素が差し挟まれている．指さしは，それによって世界を切り取るという，ある意味で創造的な行為でもある．のちには言語発達の条件となる．

もう一つ重要なことは，指さしという行為は一人で行われるものではないということである．乳児が一人で，延々と指さしをしているのは，想像するだけでも奇異である．また，かたわらにいる大人が，それにまったく反応しないのもまた奇異である．

　指さしは人を引き込む．乳児が何かを指さすとき，まわりにいる大人は，その指さす方をともにみる．乳児もまた，大人の指さしに引き込まれ，それが示す方をみる．いわゆる共同注意 joint attention, shared attention と呼ばれる現象である．ASD における共同注意の欠損は，小学校に上がるまでが最も顕著であるといわれている．

　指さしに導かれて，われわれは指し示されたものをみる．そしてまなざしが共有される．そのうちに，指さしがなくとも共有が可能になる．

　子どもが不思議そうに何かをみつめている．母親がその視線の先をみると，そこには目を見開き，口を大きく開けた天狗のお面を認める．子どもが，まだみたこともない物体に遭遇して，その手前でハイハイをやめてとどまる．そしてそばにいる母の顔をうかがい，彼女がどんなふうにそれをみているか確認しようとするだろう．賄いをしていた母親が，包丁で指先をちょっと傷つけて，その傷跡をみる．子どもは母の顰めた顔だけでなく，そのみつめている血のにじんだ指先をみるだろう．

　指さしは人には向けられることはあまりない．遠くにみえる人を指さすならまだしも，そばにいる人，目の前にいる人を指さすのは，じっとまなざしを向け続けるのと同様に，不作法であり，挑発的でさえある．その露骨な指示作用は人を傷つける．普通の神経をもち合わせていれば，差し控えるだろう．指さしは，もっぱら「もの」に対するものである．

　指さしの真骨頂は，その共同化する作用にある．人が対象を切り取るそのやり方は，一義的には決まらない．だが，他者とともにみることによって共同化される．指さされた対象をみるとき，対象と同時に対象の切り取り方も共有されることになる．

　そして，そのとき，人は＜横並び＞の関係になる（図 4-2）．他者の鋭利な志向性は和らげられる．まなざしは正面から飛び込んでくること

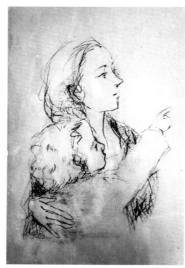 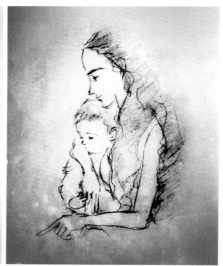

図 4-2 共同注視

はなく，ともに同じものをみることによって，重ね合わされる．

　共同注意は，他者の心を直観する際の，もう一つの様式となる．他者の直観の最も基礎にあるのは視線触発であるが，そこで与えられるのは，異質性に対する直観である．それに対して，共同注意は相互理解の礎(いしずえ)となる．それは寄り添うような認識である．

　たとえば「サリー-アン問題」を思い起こしてみよう．アンがサリーのボールを移し替えるとき，われわれはそこに志向性を感じ取る．ものとは異なるこころの動きを直観する．だが，アンやサリーの気持ちを理解しようとする段になると，われわれは彼女たちと横並びの関係になる．アンに寄り添い，サリーに寄り添うのである．

　これは推論とは異なる．推論する際には，他者の志向性を脇からみている．いわば側面図をみるように理解している（第2章 p.38 参照）．その場に居合わせない，部外者による突き放した理解の仕方である．ASD者が他者を理解しようとする際には，やむをえず駆使するやり方である．

共同注意は，他者の志向性をのぞき穴からみるやり方とは対極にあり，現場で他者に寄り添うものである．

心的距離

こちら側に私がいて，向こうに対象がある．この主観と客観の二極に分節された構造が，定型者の世界のタテマエである．

未分化な乳児の世界が，私と対象，「こころ」と「もの」に分かたれる．その分節をもたらすのが他者であった．他者の志向性が到来するとき，乳児の世界に亀裂が入る．そのしるしとして<ϕ>が書き込まれる．

ϕは自己を環界から切り出す．世界を私とそれ以外のものに分節し，構造化する．分節された世界が，次第にかたどられ，最後に行きつく先が「知覚」である．その中でも「視覚」において，二極構造がもっとも鮮明なものとなる．そこでは，私と対象がもっともクリアに区分されている．

もっとも，両者は完全に切れているわけではない．ϕは，自己を切り出すことにより，個体と世界の関係を裁断し直すことを可能にする．つまり，切断するとともに，つなぐものでもある．

視覚において明らかなように，私と対象の間には「距離」が差し挟まれている．これはϕに由来するものであり，物理的に計測される距離ではない．いわば「心的距離」とでもいうべきものである．これが定型者の経験を成り立たせている．なぜだろうか．

かりに，私と対象の二項しかなかったらどうなるだろうか．たとえば，私が桜並木のある川べりを歩いているとする．こちらに私がいて，向こうに桜の木々がある．私が歩くと，桜の木は私に近づいてくる．ふしくれ立った幹が私の視界に迫り，そして私のかたわらを通り過ぎていく．すると，次の幹が次第に視界に迫ってくる．では，この目の前に繰り広げられる経験の準拠点はどこにあるのだろうか．

私の歩みに応じて，次々と桜の木が移りゆく．私が動くから，みえる

ものも変化する．木が向こうからやってくるのではない．私が歩くのをやめてしまえば，木も動かない．私がやっていることである以上，その準拠点は私にある．私の視点を中心にして，このありふれた経験は構造化されている．いうまでもないことではないだろうか．

　しかし，少し立ちどまって考えてみよう．私が動いているというのは，どのようにしてわかるのだろうか．つまり対象ではなく，自分の位置が時間とともに変化していることは，何によって支えられているのだろうか．

　それは，動かないものがあるからである．この場合は桜の木であり，それが根をおろしている地面である．地面という不動の座標に対して，私は歩いている．そうなると，私の歩行という経験は，地面によって構造化されているということになる．

　だが，地面が動かないという保証はない．実際，地球の自転や公転にともなって，地面はたえず動いている．それはおくにしても，地面が動かないというのは，地面のもっている性質に由来することではない．

　だとすれば，地面が静止しているというのは，私がそう思い込んでいるからである．動かないと信じ切っているがゆえに，その上を安心して歩いている．だからこそ，地震が起きようものなら，あわてふためく．

　だが，そうなると，またもや問題が発生する．というのも，この動く私が，動くこと自体を可能にする動かない座標を作り上げているということになってしまう．

　こうした私と地面がお互いに規定し合う経験の流動化，あるいは液状化とでもいうべき循環から抜け出すには，何が必要なのだろうか．なぜわれわれの経験は，このような堂々めぐりに陥らずにすんでいるのだろうか．それは私と地面が別の系だからである．

　靴底をとおして，地面の感触が私の足裏に伝わってくる．そこには地面の抵抗，あるいは大地からのアフォーダンスが感じられるだろう．それは確かに私の経験である．だが，この地面の確かさは，外からやってくる．外からやってくるからこそ，私は地面が私の身体の延長であるようには感じない．二つの系は別のものである．

自己　φ　対象

図4-3　心的距離

　私と対象，私と地面の間に繰り広げられる泥沼の二項関係は，その間に亀裂が入ることによって解消される．二つの項の間には，亀裂を与えた第三項が隠されている．というより，それは分離する一撃の与えた亀裂の跡，つまりはφである（図4-3）．みることを可能にするそれ自体はみえないものである．「心的距離」はここに由来している．

距離の未形成

　ASDでは自己と対象を別の系として分離しつつ繋ぐφが未形成である．それゆえ対象との距離がない．杉山登志郎は，自閉症における認知特性の一つとして，表象との心理的距離の欠如を取り上げている．

　　われわれが通常の事物，例えばガラスのコップを見るときには，コップを見た瞬間に「コップ」という概念化された認知を行ない，ただちに慣れが生じる．しかし自閉症の認知では，「私」がコップを見ているという余裕のある認知の仕方にはならない．コップという概念化した全体よりも，例えばコップの表面に写る模様のほうに認知が集中し，「私」がそれに占領されてしまう．あたかも自分自身がコップに写る模様そのものになるのである[14]．

　自分の身体と対象が別の系であるということは，ASDでは自明なことではない．グニラ・ガーランドは，保育園時代にビアという子どもに

---

[14] 杉山登志郎『自閉症の精神病理と治療』（杉山登志郎著作集1）日本評論社，2011，p.70

物置に閉じ込められた経験を次のように語っている.

　　ビアは, 私を怯えさせるには, 園の物置に閉じ込めるのがいいということに気づいた. 物置のスイッチは部屋の外にあるので, ビアは私を閉じ込めると, 外から電燈を消す. 私は暗闇の中にとり残される. 私の目は暗さに順応することができないので, いつまでたっても, 何も見えるようにはならない. 目はなくなったも同じだった. 自分が物置のどの辺にいたのかもわからなくなる. 身体まで失われてしまった. 上とか下とかいう概念も, もはや存在しない. どれが自分で, どれが部屋なのか, 区別する感覚もない. 自分が別の物質に変わってしまったような, たとえば何かの気体になってしまったような, 薄まってしまったような感じだった[15].

　暗闇の中で対象が見失われると, 目も失われる. さらには身体も, 方向感覚も見失われ, 溶解していく. グニラの身体は外界と明確に分離されていない. 眼球とその外側の世界が地続きなのである. カナーの報告した Alfred 少年も, 目の前を遮られるとパニックに陥ったと記載されている[16].

　ASD 者でみられる極端な方向感覚や距離感のなさも, こうした特性に由来しているのだろう. グニラは, 車との距離やスピードが計算できないために, 横断歩道を渡れなかった[17]. ドナ・ウィリアムズは, 入ってきた扉から出ていくと, まったく違った風景にみえてしまうという[18].

---

[15] Gerland, G. : A Real Person : Life on the outside. Souvenir Press, London, 1997, p.74 (ニキ・リンコ訳『ずっと「普通」になりたかった』花風社, 2000, p.80) (強調引用者)

[16] Kanner, L. : Autistic Disturbances of Affective Contact. Nervous Child 2 : 234, 1943

[17] 前掲書 17, p.203 (邦訳, p.220)

[18] Williams, D. : Nobody Nowhere. Doubleday, 1992, p.140 (河野万里子訳『自閉症だったわたしへ』新潮文庫, 2000, p.352)

「みえる」と「みる」

　視線触発以前の乳児にとって，視覚は単に「みえる」，ないし「みえている」経験である．そこでは，自分と対象が地続きとなっている．ガラガラがみえれば，それにシンクロナイズして笑いが起こり，近くにおもちゃが目に入れば，すぐさま手がのびる．環界とは反射的，共鳴的な関係にある．

　視線触発とともに，自己と対象の間に心的距離が差し挟まれ，やまだのいうように「静観的態度」をもって，ものを「みる」ことが可能になる．距離はみるための隔たりを与え，乳児はものと距離を持してかかわるようになる．反射的な「反応」ではなく，「応答」へと移行していく．

　しかし，自己と対象は完全に切れているわけではない．こちら側に私がいて，向こうに対象があり，それを客観的に知覚しているというのは一種の「タテマエ」であり，錯覚である．

　そのことを示すのが写真である．写真は，実際にみること以上に客観的なものであるようにみえる．しかし，写真と視覚経験を同一視するにはためらいがある．必ず落差が生じる．

　写真には，時間が流れていない．瞬間が凝固している．動きがなく，完了してしまっている．単眼でみた像である．そして何より，私は局外にいるものとして，それに関与しようがない．

　写真の原型は，カメラ・オブスクラとよばれるものである（図4-4）．暗室の一方の壁にピンホールを空けたもので，外の光景がピンホールを通って，反対側の壁に像を結ぶ．この場合，主観は関与しようがない．壁に映った像をみているだけである．

　カメラならば，直接対象をのぞいて写すことができる．しかしこの場合，主観はのぞき見しているだけである．知覚はのぞき見ではすまない．主観は体験の現場にいる．

　19世紀中葉に写真が普及し始めると，それからまもなくして，印象

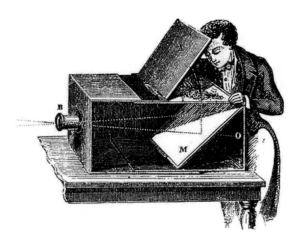

図 4-4　カメラ・オブスクラ（作者不明）

派の絵画が登場した．伝統的な絵画技法にとって写真の登場は大きな衝撃であり，画家たちは今一度「みる」ということは何であるかを根本的に問い直すよう迫られた．

　モネを例にとってみよう．彼ほど「みる」ということにこだわった作家はいないといわれる．後年，セザンヌはモネを評して，「モネは単なる眼である．だが，なんという眼だ」と述べた．モネはまさに眼に起こっていることを描こうとした．その眼は，外側に立つことなく，みているその経験のさなかにある．彼のカンバスにあふれかえる光と筆触（タッチ）の乱舞は，タテマエぬきの純粋な視覚なのである．

　第一回印象派展の際，批評家たちは，未完成の作品を展示していると嘲笑した．そして皮肉を込めて「印象派」と呼んだ〔出展されたモネの作品『印象，日の出』（図 4-5）からとったともいわれる〕．批評家たちが作品のなかにみようとしたのは，立体感や奥行きをもった細密な形象だった．カンバスのなかにそれが見出されなければならなかった．つまりコンベンション（タテマエ）が，彼らの「絵画をみる目」を可能にしていたのである．

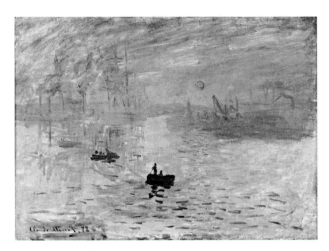

図 4-5　モネ『印象，日の出』

　モネが到達した地点は,「みる」というよりも，それに先立つ「みえる」であり，環界とひとつながりになった眼球の経験ではなかったのだろうか．それに対して,「みる」とは，視線触発によって，みる主体とみられる対象が分節されることによって拓かれる経験である．ただし，いったん獲得されると，それは正しい見方として，経験を構造化し，すみずみにまで浸透していく．

ハイマートとしての「みえる」

　モネは，この堅固に構成された知覚の構造を逆行し,「みえる」世界を現出せしめた．それは「知覚」というより「感覚」と呼ぶ方がふさわしい．心的距離がゼロまで縮減した，視覚の故郷のようなものである．
　これは開眼したばかりの人の経験に似ている．先天盲の人が，手術によって開眼した際，最初にみえるのは，色と明るさだけである．ものの輪郭が形成されるのはずっとあとからであり，奥行きを獲得するのはさらにあとになる．そこにはまだ距離がもち込まれていない．印象派や

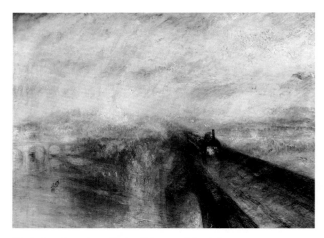

図4-6　ターナー『雨，蒸気，スピード』

ターナーの絵を彷彿とさせる（図4-6）．これらは視線触発以前のASDの世界を連想させる．

vignette
> 19歳女性．人の顔が覚えられず，仕事で苦労している．小さい頃から視力が弱かったが，放置していた．中学生になって初めて眼鏡をかけたところ，いろいろみえるようになって，かえってつらくなった．「自然の緑というのはこんなにも緑なんだ」と驚くとともに，かえって嘘のように思えた．「もともとの自分の世界は，ターナーの絵に近いと思う」という．

この女性の場合，眼鏡をかけたことによって，自己と対象が明確に分離することとなった．もともと棲んでいたターナー的な世界から追い立てられたのである．

定型者が，すでに自己と対象に分節された世界に棲むのに対して，

ASD者は自他未分のままにとどまる．無分節の世界のなかでは，視覚という経験ですら，環界と共鳴するかのようである．

　私は光り輝く神のシンボル〔ピンクの街灯〕の真下で，次第に深く深く催眠状態に陥っていき，その光の「内側」に入ってしまった．…
　私はその色のなかへ，まっすぐ飛び込んだ．その色の本性を感じ取ろうとし，その圧倒的な存在感のなかで次第に感覚を失うにつれてその色になった．一色一色が，私のうちに違った感情を呼び覚まし，それと共鳴し合った[19]．

浮遊する色や光を眺めるドナは，それと一体化している．こちらに私がいて，向こうに対象があるのではない．彼女と世界は地続きになっている．そこでは，「みえる」はあっても，「みる」にはならない．この一体化した世界は，ASD者にとってはハイマートのようなものである．

　窓際のベビーベッドの中から，わたしはガラス越しに射し込んでくるまぶしい陽光をみつめ，激しく眼をこする．すると現れるのだ．綿毛のような明るい色が，真っ白な中を次々動いてゆく．「やめなさい！」．じゃまなごみが割り込んでくる．だが私は楽しさで夢中になって眼をこすり続ける．ピシャッ．平手打ち．
　わたしは，空中にさまざまな斑点が満ちているのを発見した．じっと空をみつめると，斑点がたくさん現れる．その魔法の空のながめを，部屋の中を歩き回る人たちが邪魔をする．私は彼らをやり過ごす．彼らはごみなのだ．私は斑点の中に溶け込もうと注意をこらす．ごみを無視して，その向こうをまっすぐみつめ，穏やかな表情で斑点の中に溶け込む．ピシャッ．平手打ち．こうしてわたしは，「世の中」がどういうものか，学んでいくこ

---

[19] Williams, D. : Like Color to the Blind. Hilary Rubinstein Books, 1996（村上靖彦『自閉症の現象学』勁草書房，2008, p.4）

とになる[20].

　母の平手打ちがやってくると，一体化したドナと世界のなかに，一瞬亀裂が入る．無理矢理，自己に目覚めさせられる．しかしそれは束の間のことである．一瞬ひび割れては，また元に戻る．ドナの自伝を読むかぎり，ASD者は，成長してからもなお，この一体化した世界に立ち戻ることができるようである．

　　私はまた，「自分をなくしてしまいたくなる」感覚にしょっちゅう陥っていた．それで自分を物や音のリズムの中に紛れ込ませていたのだが，その感覚がどこからくるのかはわからず，コントロールすることもできなかった．…それは催眠術のようで，気がつくとたいていわたしは，もう身を任せていたのだった[21].

　ドナには，まばたきを盛んにする癖があった．まばたきは世界を断片化して，経験の時間的つながりを切断する．それによって同時に「自分をなく」することができる．実際に激しくまばたきをしてみるとわかるのだが，そこでみえる光景は，印象派の絵画に似通ってくる．
　ウィトゲンシュタインは一日の仕事を終えると，よく映画館に出かけた．だが映画を観ることが目的だったわけではない．最前列に座って，スクリーンに映し出される光景で視野を一杯にしたのである．ドナと同様に，こうした自己を抹消した世界は，ASD者にとってハイマートとなるようである．

　自他未分の世界を，われわれは生まれ落ちたばかりの赤子に投影する．実際には，その赤子の世界が，われわれが思うほどに調和に満ちた

---

[20] Williams, D. : Nobody Nowher. Doubleday, 1992, p.3（河野万里子訳『自閉症だったわたしへ』新潮文庫，2000, p.26）
[21] 同書，p.40（邦訳，p.118）

表 4-2　φ による構造化の射程

- 自己の核
- 他者から到来する志向性をキャッチするセンサー
- 他者の全体対象化
- 「ここ」という場所の同定（指さしの基礎）
- 心的距離の形成（自己と対象の分離）
- 現前からのデカップリング
- 経験のまとめあげ

ものではないとしても，だれも赤子をたたき起こすことはしまい．その世界からめざめるまで，そっと見守り続けるにちがいない．しかし，のちに ASD 者がめざめたときには，見守る人たちはいない．それぞれ自分の仕事にかまけ，かまっていられる余裕はない．彼らは丸裸で世界の中に放り出されるのである．

9 か月革命のまとめ

　生後 9 か月頃にもたらされる激変は，乳児の世界を「こころ」と「もの」に分かつ．それは，根源的に自然との不調和を抱えた人間の世界を裁断し直す．その引き金となるのが視線触発であり，それが乳児に与える φ というしるしである．

　9 か月革命および φ の機能についてまとめておこう．φ による構造化の射程は，定型発達の経験全般に及ぶものであり，**表 4-2** に示す．これらについては，次章以降であらためて取り上げる．

① 自己は，他者から到来する志向性（視線触発）への応答として立ち上がる．その最初の兆候が「ひとみしり」であり，その際，乳児の中に，φ という核がしるされる．
② φ は，以後，他者からの志向性をキャッチするセンサーとして機能する．φ が励起され，自己の起源が反復されるたびごとに，自己意識が刺激される．

③ 他者の志向性がわかるようになり，それを基軸として，それまではそのつどのパーツでしかなかった他者が，全体対象としてまとまりあがる．

④ φは自己を環界から切り出す．それによって，「ここ＝私」という場所が拓かれる．φは心的距離を与え，自己と対象を別の系として分離する．

⑤ 「ここ」を起点として，指さしが可能になる．それは「指示」という行為の基盤となる．

⑥ 指さしは，他者の注意を引き込み，共同注意という現象をもたらす．そのとき，横並びの関係が形成され，自己と他者の志向性が重ね合わされる．

5章
現前の呪縛——想像力の問題

　自他未分の ASD の世界は，目の前にあることで飽和している．なぜなら，そこには外からのまなざしが差し挟まれないからである．それゆえ想像力を働かせる余地は，まだない．

　想像するということは，目の前に与えられたことから飛び立つことであり，そのためには「余白」が必要である．だが，ASD にはそれがまだない．これがいわゆる「想像力の障害」と呼ばれるものの正体である．

　　私は子ども部屋の床に座っていた．目の前にはおもちゃがある．いろんな色の積み木と，穴のあいた板．穴に積み木を押しこみ，木づちで叩いて通すようになっている．
　　私は積み木を叩きつづけた．自分のしていること以外，何も目に入ってこない．
　　私は壁に向かって座っていた．そこにあるのは行為だけ．世界はない．私と，私の行為だけ[1]．

奥行きのない世界

　ASD の世界では，ものは彼らに呼びかけてこない．そもそも「もの」

---

[1] Gerland, G. : A Real Person : Life on the outside. Souvenir Press, London, 1997, p.11（ニキ・リンコ訳『ずっと「普通」になりたかった』花風社，2000, p.7）（強調原著者）

としての手応えがない．

　ものの手応えの原型となる感覚は触覚である．手で触ってみると，その質感やボリュームが伝わってくる．確かにものがあるという実感がする．指や掌の受ける感覚とともに，手の向こう側に滑り落ちる，触覚の届かない次元が与えられる．それは自分に帰属しない，「もの」という外部である．

　触覚との共同性によって，視覚は立体感と奥行きを獲得する．視覚単独では，みえるものの向こう側という次元は拓かれない．裏側は見通せない．

　ASDの視覚体験で，とりわけ発達が遅れるのが立体感と奥行きである．他者の背後に志向性，つまりは「こころ」の存在を感じないように，対象の背後という次元が拓かれない．いくつかの自伝がそれを証言している．

　　ふと後ろを振り返ると，灯りの点いた民家がありました．そして私は，薄いカーテン越しに見てしまったのです．中に人がいるのを．壁があるのを．部屋があるのを．家具が置いてあるのを．中にいる人は電気を消して，そのあとすぐ，その部屋を出て行ってしまったので，私が見た部屋はまた真っ暗に戻ってしまいましたが，私の脳裏にはいつまでも，その光景が鮮明に焼きついていました．
　　中に人がいるという現実は，私の世界を大きくゆすぶりました．そんなこと，考えたこともなかったのですから．私は知らなかったのです．物事には「内側」があるということを．もちろん私の中に内側が存在していました．部屋という概念を知らなかったわけではないのです．ただ，それが他にも存在していたなんて[2]！

　世界は写真のように見えていた．このことの影響は，さまざまな形をとっ

---

[2] 藤家寛子『ほかの誰かになりたかった―多重人格から目覚めた自閉の少女の手記』花風社，2004, pp.12-13

て表れた．たとえば私は，近所の家々にも内部があるということを知らなかった．すべては芝居の書き割りのように見えていたからである．…
　近所の人たち，つまり，ときおり近所の庭で見かける顔のない顔たちは，書き割りとセットになった大道具のようなものだった．書き割りの家の中にも人が住んでいて，私たち家族と同じように暮らしているなんて，考えもしなかった[3]．

　藤家寛子やグニラ・ガーランドの認知は，視覚の与える現実に忠実である．視覚単独では，みえるものの向こう側という次元は与えられない．芝居の書割のような光景が，そのつど立ち現れる．
　ある ASD の女性は，「目にみえるものしか信じられない」という．そして自分にわからないものとして，「奥行き」と「未来」と「人の心」の三つを挙げた．

みえているのがすべて

　ASD の世界には，奥行き，あるいは外部性がない．それゆえ，今みえている場面にはりついてしまい，それがすべてとなる．
　こうした体験を想像するには，エルンスト・マッハ（Ernst Mach）の『自画像』が一つのモデルとなるだろう（図 5-1）．この絵にみるように，光景は，眼窩からのぞき見したようなものとなっている．事物は一面しか自らを示さない．
　実際には，壁の向こう側には隣の部屋があり，天井の上には二階のフロアがあるだろう．自分の後ろにはおそらくドアがあり，そのドアの向こうには廊下があり，玄関があり，そのさらに向こう側には街があり，人々の生活がある．そしてこちら側には私の顔がある．網膜をとおして視覚に与えられた像は，その背後，さらにはその手前にある自分を含み

---

[3] Gerland, G. : A Real Person : Life on the outside. Souvenir Press, London, 1997, p.66 （ニキ・リンコ訳『ずっと「普通」になりたかった』花風社，2000, pp.70-71）

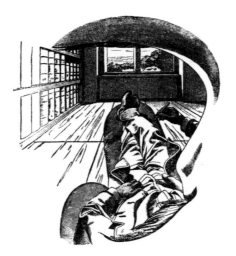

図5-1　エルンスト・マッハ『自画像』
〔『感覚の分析』(1886) より〕

込んで，私の経験となる．

　ASDの体験世界には，そこにみえているもの以上のものがない．それで飽和してしまっている．その結果，向こう側や手前，あるいは死角になっているところに想像が及ばない．

　目の前のこと（＝現前）にはりついていることの，もっとも劇的な例として，ニキ・リンコの例が挙げられる．彼女は八歳になるまで，自分には背中がないと思っていたという．

　　グニラが「向こう側」「内部」を発見したのと同じ八歳のとき，私は自分の「裏側」，つまり背中を発見したのでした．それは同時に，自分はみんなと同じことができなければならないらしいという発見でもありました[4]．

---

[4] ニキ・リンコ：訳者あとがき．グニラ・ガーランド『ずっと「普通」になりたかった』ニキ・リンコ訳，花風社，2000, p.282

みえているもので経験が飽和するとき，そこには余白がない．余白がないがゆえに，今見えている視覚像を組み替えて操作することができない．ここに ASD の基本障害の一つとされる想像力の問題の基本パターンがある．

　想像力の障害は，ローナ・ウィングの「三つ組」の一角をなしている．あらためて確認すると，社会的相互作用 social interaction（対人相互性），コミュニケーション communication，想像力 imagination の障害である[5]．このなかで一番わかりにくいのが「想像力の障害」だろう．通常は，限定された物への執着，常同的な行動，変化への抵抗などの，いわゆる「こだわり」の強さのことだとされている．

　ウィング自身も，想像力の障害とこだわりとは表裏一体であるという．想像が狭くて貧困なことが，こだわりの強さにつながると考えている．

　ウィングは，最近の論文のなかで，三つ組のすべてに「社会的」という形容詞をつけている．社会的相互作用，社会的コミュニケーション，社会的想像力のトリアス（三徴）である[6]．その際，社会的想像力の障害とは，自分自身の行動が自分自身や他者にもたらす結果について考えたり予測したりする能力の低さのことを指す．

　だが，こだわりにせよ，行動の結果の予測にせよ，目につきやすい指標として有用ではあっても，それらは ASD の示す想像力の障害の一部にすぎない．この障害のもっとも根底にあるのは，ここに示したように，経験が目の前にあるもので飽和してしまうこと，そして余白のないことである．

---

[5] Wing, L. : Asperger's syndrome : a clinical account. Psychol Med 11 : 115-129, 1981
[6] Wing, L., Gould, J., Gillberg, C. : Autism spectrum disorders in the DSM-V : Better or worse than the DSM-IV? Res Dev Disabil 32 : 768-773, 2011

余白の乏しさ

　想像力とは余白をベースに立ち上がる機能である．これによって，経験は目の前にあるものから離陸し，現前の呪縛を解きほどく．

　ASD の精神病理にかかわる想像力の重要な機能として，次の二つを挙げておこう．一つは，目の前にないものを想像する機能であり，ピアジェ（Piaget, J.）によれば，1歳頃から始まるとされる[7]．

　たとえば母を想像するのは，母のいないときである．目の前にいるときには想像しない．というより，しようにもできない．かつてサルトル（Sartre, J. P.）が言ったように，ピエールを想像するためには，ピエールが不在でなければならない．そして，母を想像することにより，子どもは母の不在を耐える．在と不在が想像を介してつがなり，母は一貫した対象となる．切れ切れであった経験がまとまりあがる

　今一つの想像力の機能は，与えられたものを文脈から切り離すこと（デカップリング），そして操作し，組み替えることである．これもまた，余白があるからこそ可能となる機能である．

　たとえば，今，母が怒っている．押し黙ったまま，ピリピリとしていて，取りつく島もない．子どもの心は波立つ．大変なことになってしまった．彼の世界は見る間に母の怒りで飽和してしまう．しばらくの間，子どもは母の怒りの渦のなかから這い出ることができない．しかし次第に自分を取り戻すと，いくばくかの余裕が生まれる．普段のママはやさしい．きっと何かあったのだろう．もしかしたら僕のせいだろうか．それともパパのことで機嫌が悪いのだろうか．

　もし，体験に余白がなければ，子どもは母の怒りで染め上げられたままである．目の前の母と普段の母はつながらない．怒った母の顔を組み替えて，普段の母を想像することができない．というより，そもそも「普段の母」という安定した対象ができていない．

---

[7]　Piaget, J. : La formation du symbole chez l'enfant : imitation, jeu et rêve, image et représentation. Neuchâtel, Paris, 1945

vignette

　24歳女性．中学生のときに不登校となった．母はどうして行けないのか本人にたずねたが，黙ったまま答えなかったため，登校するように促した．そのことを契機に，本人は心のなかで母親を「妹に譲り渡した」という．

　それ以降，母には心を開くことなく，大学に進学してからも，わずかな仕送りとアルバイトで何とかやりくりしていた．研究の道に進みたかったが，仕事に時間を取られ，帰宅するとぐったりとして，好きだった本も読むことさえままならない状況が続いていた．

　ところが，あるとき帰省した際に，母から大学院に行きたいのなら援助すると言われた．あらためて母の様子をみていると，何か楽しそうに生活しているようにみえて驚いたという．

　このエピソードのあと，本人は自分の考え方を，すき間のないパズルのようなものにたとえた．空白のマスがないので，今考えていることで一杯になって，キシキシと音を立てているようなもので，組み替えがむずかしいのだと語った．

　この女性の場合，母は全能で無謬の存在だった．ASD者は，他者が知らなかったりまちがえたりすることがあるのを理解できないことがある（いわゆる「誤信念課題」と呼ばれ，サリー-アン問題でも指摘される）．こうした無謬の他者像は，親や教師，あるいは治療者に投影される．彼女の場合，不登校に対する母の問いかけによって，無謬の母に亀裂が入り，それをもちこたえることができず，以後，彼女の心のなかで凍結されたままのようであった．

　想像力の機能によって，母は対象として分離され，安定した恒常性を獲得するとともに，さまざまな顔をもちあわせることが可能になる．

余白の乏しさに関連する所見として,「偽記憶」の生じにくさがある[8, 9]. 偽記憶とは, 取り込まれた情報が, それぞれの人のスキーマに沿うように修飾される過程のことであり, 意味の再構成をとおして記憶を補強する機能を担うとされる. 言い換えるなら, 定型者は, 出来事を自分なりのやり方で物語化して編集しているのであり, そのまま記憶しているのではない. それに対し, ASD ではカナーが rote memory（丸暗記）と呼んだように, 機械的なコピーとしての記憶力にすぐれているが, 半面, それを組み替えることに困難がある.

自分はどこにいるのか

ひるがえって, なぜ ASD 者は今みえている場面に, はりついてしまうのだろうか. 言い換えるなら, 余白が無くなってしまうのだろうか. それは, 前章でみたように, ＜φ＞によって自分と対象が分離されていないからである.

分離されていないから, 別の視角が入り込む余地がない. 向こう側からみたらどうなるのか, 上から見下ろしたらどうみえるのか, 想像が働かない. 今みていることがすべてである. それゆえ, 自分の見方というものが入り込む隙間がない. この場合, φ は余白として機能している.

もちろん, 本人も動くし, 対象も動く. そのつど別の角度からのみえが起こる. しかしそれらが総合されて, 一つの対象像にまとめあげるのに困難がある. たとえば正面からみたのと背後からみたのを別の人物と思っていることがある. あるいは服装が変わったり, 眼鏡などのアイテムが変わったりすると, とたんにわからなくなる.

---

[8] Bowler, D. M. Gardiner, J. M. Grice, S., et al : Memory illusions : False recall and recognition in adults with Aspergar's syndrome. J Abnorm Psychol 109 : 663-372, 2000

[9] Beversdorf, D. Q. Smith, B. W. Crucian, G. P., et al : Increased discrimination of "false memories" in autism spectrum disorder. Proc Natl Acad Sci USA 97 : 8734-8737, 2000

自分が動くことによって，見え方も変わる．しかし，それはただ目の前に映像が繰り広げられるようなものであり，自分の経験となりにくい．たとえばドナ・ウィリアムズは次のように述べている．

わたしの物の見方というのは場面場面でとぎれていて，それらが合わさって初めてひとつの景色となる[10]．

自分の見方が入り込まないのであれば，もちろん他者の見方も入り込まない．ドゥルーズ[11]は，無人島ではない世界（すなわち定型者の世界）における，他者のもたらす効果について，「対象のなかで私が見ていない部分を，私は同時に，他者には見えるものとして考える」と述べている．

ただし，この場合の他者は，私の経験の構成にとってそれほど重要なものではない．というのも，「私がドアの向こう側に行ったなら」であるとか，「私が回り込んだら」と書き換えることができるからである．他者といっても，この場合は私の変奏にすぎない．そのうちに ASD 者も会得するようになる．ドナが景色を構成する仕方に似て，パッチワークのようにぎこちなく，まとまりは悪い．そして奥行きがない．だが，彼らなりに世界を構成する有力なやり方である．

ところが，他者のなかで，一つだけ例外がある．私をみている他者である．この他者だけは，自己の変奏ではありえない．なぜなら，私にはどうあっても私の顔はみえないからである．

動かない大地

想像力には，もう一つの，そしてより重要な機能がある．それは経験

---

[10] Williams, D. : Nobody Nowhere. Doubleday, 1992, p.11（河野万里子訳『自閉症だったわたしへ』新潮文庫，2000, p.46）
[11] Deleuze, G. : Causes et raisons des îles désertes. *In* L'île déserte et autres textes : Textes et entretiens 1953-1974. Les Editions de Minuit, 2002, pp.11-17

が成立するためのマトリックスとでもいうべき土台を作り上げることである．

　現実の母は一度殺したら死ぬ．そして二度と生き返らない．だが，想像の母は殺しても，生き返らせることができる．何度殺しても生き返ってくる．それゆえ不死身である．もちろん，死んだ母を想像することも可能である．しかしそのことで現実の母が死ぬわけではない．

　この想像の母は，対象として分離された現実の母とは異なる位相にある．このことを説明するために，前章で取り上げた，歩いている私と地面の関係を，もう一度検討してみよう．

　私が歩いているとき，私が行動の基点となっている．だが，移動しているということは，動かない地面があって成り立つ経験である．とはいえ，地面が動かないという保証はどこにもない．私が勝手にそう思い込んでいるだけである．このジレンマについて，前章では，私と地面がそれぞれ独立した系であることをもって，とりあえずの解決とした．

　だが，それにしても，地面が動かないという確信はどこから来るのだろうか．経験的には，私が歩いているのは自明のことである．そうなると，動いているということがいえるためには，動くことを可能にしている動かないものが必要である．われわれは通常，それを地面に託す．あくまで託しているのであり，地面自体の性質によるものではない．地震が起きようものなら，その確信は木端微塵となる．地面は動くのだ．われわれはその揺れを強烈に実感する．だが何に対して動くのだろうか．

　このように考えると，不動のものとは，われわれの勝手な思い込みそのものであったことがわかる．現実には存在しない．だが，この思い込み，つまりは想像こそが，われわれの経験の礎となっている．どこにもない不動の座標，それはわれわれの想像が作り上げるよりない．

ちなみに，フッサール[12]は，こうしたわれわれの思い込み（「原信憑」）が作り上げる不動のものを，「大地 die Erde」と呼んだ．正確にいうと，「大地」は運動も静止もしていない．運動/静止ということを可能にする地盤である．

　「大地」は，私と地面の双方を根底から支えている．その土台の上に私も地面も，そしてさまざまなものたちが活動している．ASDではこうした経験の地盤が確かではない．それゆえごく基本的な活動でさえ，安心して行うことができないことがある．たとえばグニラは，「私は，一歩踏みだすごとに頭で「自分は現在，歩いているのだ」と考えないと歩けない[13]」という．これは単に感覚運動系や認知の問題として説明することができるのだろうか．次の記述は，彼女には静止した座標系が根付いていないことをうかがわせる．

　　結局，前転は家で練習してきなさいということになり，私は，両親のダブルベッドの端っこに座り込んで，練習を始めようとした．まずは勇気をふるい起こして，頭を下げて床につけ，上下逆さまになった世界に耐えるのだ…．私は四つん這いの姿勢から，何度か頭を下げたが，それだけでひどいめまいに襲われてしまった．…

　　とうとう思い切って転がることができたものの，それはまさに身の毛のよだつ経験だった．まっすぐ，真空の宇宙空間に放り出され，私の感覚器官は，動きについていくことができなかった．とにかく，言葉で表すことなどできない辛さだった．誰かが部屋全体を持ち上げ，逆さにして揺すっ

---

[12] Husserl, E. (1934) : Kopernikanische Umwendung der Kopernikanischen Umwendung. *In* Dunne, J., Grunzel, S. : Raumtheorie. Grundlagentexte aus Philosophie und Kulturwissenschaften. Suhrkamp, Frankfurt am Main, 2006（新田義弘，村田純一訳「自然の空間性の現象学的起源に関する基礎研究―コペルニクス説の転覆」．木田元，他訳『講座・現象学3　現象学と現代思想』弘文堂，1980，pp.269-294）

[13] Gerland, G. : A Real Person : Life on the outside. Souvenir Press, London, 1997, p.29（ニキ・リンコ訳『ずっと「普通」になりたかった』花風社，2000, p.28）

たような感じだった[14].

「真空の宇宙空間に放り出され」というフレーズが示すように，グニラの身体は確乎たる座標をもっていない．自分が逆さまになれば世界も逆さまになる．

下條信輔[15]は，さかさ眼鏡を装着した経験から，次のような明察を与えている．経験が網膜像に忠実に従うなら，われわれの視覚は逆立ちしているはずである．それゆえ，発達のどこかで正立してみえるように補正がかかったと考えられる．しかし正立とは何かがすでにわかっていなければ，逆立もわからないのではないだろうか．

壊れない母

地面に対する大地の関係は，現実の母と想像の母の関係に比せられる．想像の母は破壊されない．別の言い方をするなら，何度でも破壊することができる．そして，どれほど空想のなかで破壊しても，現実の母は破壊されない．

ウィニコット（Winnicott, D. W.）は，ある1歳の女児について，次のような治療経験を報告している．

女児は家庭で，ひきつけと激しい泣き叫び，そして常同的な行動を示していた．診察でウィニコットの膝に乗せられると，彼女はウィニコットのくるぶしを噛む隙をうかがっていた．3日後の診察で，彼女はくるぶしを三度強く噛み，そのあと15分ほどスプーンを床に投げ続けた．次のセッションでもくるぶしを噛んだが，そのときには，彼女は不安をみせず，スプーン投げを楽しんでいるようだった．それ以降，彼女の症状は消え去り，

---

[14] Gerland, G. : A Real Person : Life on the outside. Souvenir Press, London, 1997, pp.113-114（グニラ・ガーランド『ずっと「普通」になりたかった』ニキ・リンコ訳，花風社，2000, p.122）
[15] 下條信輔『「意識」とは何だろうか——脳の来歴，知覚の錯誤』講談社，1999

健康な子どもとして育っていく[16].

　女児は，ウィニコットのくるぶしを嚙むことをとおして，壊れないものを発見した．ちなみに子どものころのグニラも，人を嚙む癖があったが，彼女の場合にはそうした発見には至ったかどうかはわからない．成人臨床でも，壊れない対象という経験は重要である．

vignette
> 　21歳女性．友人関係やアルバイト先で混乱する状況に陥るごとに受診を繰り返していた．あるとき，ふとわれに返ったように，治療者の顔を見上げ，「こうやって私がやってくるのはおもしろいですか」とたずねた．

　この事例は，BPD（borderline personality disorder：境界性パーソナリティ障害）と診断されていた．確かに激しい不安定性や抑うつがみられたが，治療関係において操作性が示されることは，まったくなかった．「こうやって私がやってくるのがおもしろいのですか」というのは，めずらしく彼女が治療者あるいは治療関係に言及した言葉である．あとから振り返ってみると，このあたりから経過が好転し始めている．
　それまで彼女は，ひたすら自分の遭遇した困難や絶望を訴えるだけだったが，この言葉を発したとき，おそらく目の前にいる他者の存在というものに気づいたのだろう．「この人は私がやってきて話をするのを毎回聞いているが，なぜなのだろう（いったい誰なのだろう）」というような問いが，ふと差し挟まれたのだろう．そして，自分の投げ入れた不安を受け止める他者がいて，しかもその他者がそんなに簡単には壊れないことを見出したのかもしれない．

---

[16] Winnicott, D. W. : Playing and Reality. Routledge, London, 1971（橋本雅雄訳『遊ぶことと現実』岩崎学術出版，1979）

想像的身体

　想像の母は，単に壊れないというだけでなく，「大地」と同様，経験を支えるマトリックスとしての機能をもつ．

　村上靖彦[17]は，先ほど挙げた女児の例において，ウィニコットが女児を膝の上に乗せているとき，まさに彼のいう「ホールディング」が行われていることを指摘している．抱えるのも，抱えられるのも，生身の身体であるが，両者の交感をとおして，想像的身体という次元が拓かれる．

　想像的身体にも，抱える側（母）と抱えられる側（子）がある．どちらにプライオリティがあるかといえば，とりあえずは抱える側である．抱えることがなければ，抱えられることもない．

　抱える想像的身体は，この世界が壊れず，そして自分が守られているという安心感を，抱えた子に与える．母はあてどころなく浮遊しているのではない．まさに大地に根ざしている．抱かれた子は，真空のなかに放り出されて方向を見失うということなく，安心して身をゆだねる．

　ASDではその場で生起する感覚のレベルにとどまって，想像的な次元が拓かれにくい．これもまた現前の呪縛である．ちなみに，テンプル・グランディンは叔母に抱きかかえられたときの感覚を，「恐ろしく情愛の深いマシュマロ」，「まるで鯨に飲み込まれたような感じ[18]」と述べている．この飲み込まれる感じは，心理的に解釈されるべきではない．即物的な感覚である．われわれが，それが何であるか正体を知らぬまま，不意に何か柔らかいものに触れたり，あるいは踏んづけてしまったとき，あるいは誰とは知らず後ろから抱え込まれたとき，どんな感覚にみまわれるかを想像してみよう．そうすれば，この感触の一端に触れるのではないだろうか．

---

[17] 村上靖彦『治癒の現象学』講談社，2011
[18] Grandin, T., Scariano, M. M. : Emergence : Labeled Autistic. Grand Central Publishing, 1996, p.36（カニングハム久子訳『我，自閉症に生まれて』学習研究社，1994, p.41）

vignette

> 20歳女性．感覚過敏を主症状に来院した．いまだに子どもの頃に使っていたタオルケットを枕元に置いて眠っている．母によると，ひとみしりの強い子どもで，生後3か月くらいから始まったという．どのようなひとみしりだったかを確認すると，「私以外の人に抱かれると，火がついたように泣き叫ぶのです」とのことだった．

通常のひとみしりは，生後9か月頃から始まる．他者から到来するまなざしへの反応であり，自己のめばえのサインである．それに対して，この母のいう「ひとみしり」とは，まなざしに対するものではなく，抱かれた感触への反応である．その感覚があまりにも鋭敏であり，そこから自分を抱えてくれる想像的身体が立ち上がらない．

ASD者が抱かれるときに起こる典型的な現象は，無反応である．これはカナーがほとんどの事例で指摘している．抱くのに応じた体位をとらず，穀物袋を抱いたごとく，異様なほどに重たく感じる．抱える想像的身体は立ち上がらない．この場合も，無感覚の背後に，感覚過敏が潜伏している可能性は否定できない．グランディンは，「自閉症児にタッチングの快感を教えることと，海底にのみ込まれるような恐怖でパニック状態を引き起こさせる状態との差は紙一重である[19]」と述べている．

抱えられること

抱く母と抱かれる子．そこでは母子が一体化しているようにみえるが，両者の間では絶えまない交感が行われている．

母は子の身体の感触を受けとめ，子はまだ意のままならない自分の身体を母の懐にすべり込ませる．そのとき，子もまた，母の身体からやっ

---

[19] Grandin, T., Scariano, M. M. : Emergence : Labeled Autistic. Grand Central Publishing, 1996, p.36（カニングハム久子訳『我，自閉症に生まれて』学習研究社，1994, p.41）

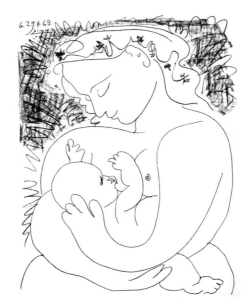

図 5-2　パブロ・ピカソ『母子像』1963，リトグラフ
©2015-Succession Pablo Picasso-SPDA（JAPAN）

てくる感触を感じ取る．同時に母は，子どもからの反応を感じ取る．それは単なるぶよぶよした肉塊ではない．

　母から子にやってくる感触は，志向性をもつ．すなわち触れることのもつ志向性である．発達的には，視覚の志向性，つまりは他者から到来するまなざしを感じ取れるようになるよりも先行している．

　母が抱く志向性を肌に感じ，反応するとき，もっとも原初的な自己，自己の原基とでもいうべきものがかたどられる（図5-2）．これもまた，まなざしへの反応よりも先行している．そしてまなざしの与える$<\phi>$のような鋭利なものではない．自己に覚醒するというよりは，安心してゆだねているという感覚である．

　このとき，抱かれた子のなかに，想像的身体がかたどられる．それは皮膚を境界として外界と区切られた物理的身体とは異なったまとまりをもつ．というより，それとは別の次元にある．物理的に考えれば，われ

われは皮膚によって区切られた内部にあるのだが，それをもって自分とするのは，どこかしっくりとこない．

生まれてまもない子どもは，神経系が身体の隅々までに支配を浸透させておらず，そのままでは身体も経験もばらばらである．抱かれることによって，想像的身体がかたどられ，身体も経験もまとまりあげられるのだろう．

ちなみにジャック・ラカン（Lacan, J.）は，このまとめあげの機能を，鏡に映った自己像に求めた．いわゆる「鏡像段階論」である．幼児は自分の完全な姿を鏡の中に見出す．自己像は自分の外部にあるのであり，人間の根本的な疎外を示している．だが他方で，この理論は鏡像をみているこちら側の自分をすでに前提にしている．

鏡像は「そこ」にあるのだが，想像的身体は「ここ」にいる．鏡像はそれをみているという形でしか自己を示さない．それに対して，母のホールディングは，幼児に直接「ここ」という原点を拓く．「ここ」と対になるのは「そこ」ではなく，母の想像的身体である．

テンプル・グランディンの開発したハグ・マシーン（締め付け機）は，ASDにおける想像的身体の問題を直截に示している．彼女は叔母の農場で，牛のハグ・マシーンに自ら入り込んでみた体験から，のちに自分用のハグ・マシーンを制作した．ハグ・マシーンの与えるホールディングは，「情愛の過剰表現の中にのみ込まれるような感じではなく，私自身がコントロールする立場にあり，締めつけの程よさを[20]」与えたという．ASD児がしばしば示す自己刺激行為も，グランディンのハグ・マシーンと似たような位相にある．

---

[20] Grandin, T., Scariano, M. M. : Emergence : Labeled Autistic. Grand Central Publishing, 1996, p.95（カニングハム久子訳『我，自閉症に生まれて』学習研究社，1994, p.122）

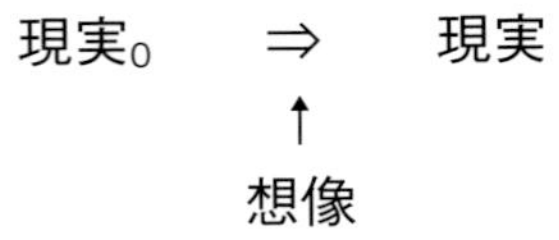

$$\text{現実}_0 \Rightarrow \text{現実}$$
$$\uparrow$$
$$\text{想像}$$

図 5-3　現実は想像を媒介として作られる

現実と想像

　想像力は，われわれの経験を根底から支えるものである．それゆえ，ASD の想像力の障害は，限定された対象への固執や変化への抵抗として現れるものにとどまるものではない．

　しばしばわれわれは，想像を現実と対比して，いいかげんなもののように扱う．とりわけ通俗科学は，想像を誤ったものであるとか，根拠のないものであるとして，忌み嫌う傾向があるので，要注意である．

　もし現実というものが，まったくニュートラルなデータのようなもの（いわゆる感覚与件 sense data）であるとしたら，それはわれわれが経験している「現実」とは似ても似つかないものとなる．視覚については，すでにみたように，色彩と明るさの乱舞になる．聴覚はノイズであふれかえり，収拾がつかなくなるだろう．そして，ここでみたように，触覚はおぞましいものとなる．

　母の身体は，生暖かく，気味の悪い，ぷよぷよとした肉塊である．湿り気を含み，いやなにおいを発散させているかもしれない．生まれたての嬰児も，乳幼児もまた，似たようなものである．

　現実は，想像を経由することによって構成されている．そうでなければ，つねに移ろいゆき，とどまることを知らない感覚与件のなかで，経験は像を結ばない．それどころか，自己も他者も立ち上がらないだろう．

　簡単に図式化すると，図 5-3 のようになる．

　われわれの現実は，すでに想像によってコーティングされている．「現実$_0$」というハードコアは，ごく例外的な場面をのぞいては，経験のなかに立ち現れることはない．ところが，ASD はつねに現実$_0$ の脅威のもとにある．それはパニックの源泉となっている．

6 章
反転しない世界

　自他未分のなかにあるASD者は，人との間で生きるにあたって，さまざまな困難を抱えることになる．定型者からみれば，いわゆる「対人相互性の障害」とされるものである．

　この現象はさまざまな形で，広範囲にわたってみられるものであり，これから3章にわたって述べていく．いずれも「自他未分」という共通の精神病理に由来するものだが，①反転機構の不在，②地続き性，③被影響性という三つの局面に分けて論じる．ただし，この区分は厳密なものではなく，相互に関連している．あくまで便宜的なものである．

一方通行路

　ASDの世界では，自己と他者が明確に区分けされていない．こちらからのかかわりは，届かない．あるいは素通りしてゆく．ぶつかって跳ね返ってくるような，あるいはお互いにあいうつような反応がない．他方，彼らからみた世界は，どこまで行っても他者に突き当たらない．そこには，他者からの反響がない．他者の視点を得ることによって，世界が陰影のある立体的な像を結ぶこともない．

　それに，視覚イメージはわざわざ目まで迎えに行かなければならなかった．映像の方から，私をめがけて飛び込んでくることはなかった．さらに，私の視覚は，大切なものを自動的により分けてくれるということがなかっ

た.何もかもが無差別に,鮮明かつ克明に見えていた[1].

「みる」という志向性が成り立つためには,それがどこかに突き当たり,跳ね返ってこなければならない.それを受けとめ,それに応答するものが必要なのである.

かりに「みる」という志向性が立ち上がりかけたとしても,ASDの無分節の世界のなかで,それはどこにも突き当たることなく,そのまなざしの萌芽は,その行程の途中で,自らを見失ってしまうことになる.この構造は,他者にその淵源をもつ反転機構が備わっていないことによる.それはまさに世界に「奥行き」を与えるものでもある.

反転機構の不在は,ASDにおいて,いたるところに見出される.一般に「対人相互性の障害」と呼ばれるものの基本型がここにある.

こうした反転機構の不在や対人相互性の障害を,ミラー・ニューロンの働きと結び付ける議論があるが,端的に誤りである.ミラー・ニューロンとは,自分が活動するときと,他の個体が活動するのをみているときの双方で,活動電位を発生させる神経細胞である[2].それに該当するのは模倣であり,反転でも相互性でもない.

たとえば,「ここ」と「そこ」,「行く」と「来る」がうまく判別できないようなことが起こる.志向性のベクトルがどちらを向いているかわからない.というより,志向性そのものに気づきにくいからである.それ以前に,「自分」という基点がはっきりしていない.それゆえ反転もできない.

ある専門医は,立て込んでいる外来で,初診の来訪者を呼び入れたところ,入室するなり「お待たせしました」と言った事例を紹介している.

---

[1] Gerland, G.: A Real Person: Life on the outside. Souvenir Press, London, 1997, p.65 (ニキ・リンコ訳『ずっと「普通」になりたかった』花風社, 2000, p.70)

[2] Rizzolatti, G., Craighero, L.: The mirror-neuron system. Ann Rev Neurosci 27: 169-192, 2004

このように「したこと」と「されたこと」の区別がつきにくい．というより，繰り返しになるが，志向性そのものに気づかないのである．

　たとえば，相手を傷つけても何の呵責を感じない場合もあれば，迫害されて傷つかないこともある．第2章（p.29）では，弟に暴力を振るい続けていたことが，就職してからようやく「虐待」だったことに気づいてパニックに陥った例を示した．当時の彼は，いじめているという意識がまったくなかったのである．逆に，多くの自伝のなかで語られているように，いじめを受けても，なかなか相手の悪意を感じられないこともある．

　「与える」と「もらう」がわからないこともある．「もらう」がわからないということは，負債がわからないということである．相手に負担をかけていることがわからない．臨床場面では，何の躊躇もなく便宜を求め，それに応じると際限がなくなるというようなことが起こりえる．

vignette

　　21歳男性．専門学校生．体感異常を主訴に受診．いたるところに強迫的なこだわりを示す．こだわることが非合理（ばかばかしい）であるとか非現実的（度が過ぎている）という認識はなく，執拗に訴え続ける．だが，介入を求めているわけでもなければ，こちらの助言を聞き入れることもない．

　　他方で，微細な処方の調整や，細々とした便宜を求め，混み合っているときでも，それにかまわず話し続ける．診療予約の入っていない日にもしばしば受診して，やはり長々と話していく．治療者からみれば，あえて臨時の診察を要するような内容ではない．

　　交友に乏しいわけではないようだが，話を聞いているかぎり，おしなべて，「人は利用するもの」，あるいは「情報を得るためのもの」という原則で貫かれている．女性に対しては，性関係以外には関心がない．実家に住む母親には，ことあるごとに電話で不満をぶちまけるが，母親はおろおろとしながら応対するばかりである．診療で要求が通らないと，母親を呼び寄せ，自分の代わりに治療者に懇願させる．さほど豊かでもない収入から仕送りを捻出している父が，「規則正しい生活をする」よう

に求めると，煙たがり，「父は金を出していることを盾にとって命令する」と治療者に訴え，「僕の治療にそんなことは必要ないと伝えてほしい」と要求する．

その後，本人としては不本意に思う企業ではあったが，就職を果たした．診療では，いかに仕事の内容や上司がくだらないかを滔々と語った．ただ，「対外的にイメージがよい会社なので，女をゲットするのには都合がよい」と臆面もなく述べ，さらに，「給料で物が自由に買えるのもメリットである」と言いながら，購入したブランド品を取り出した．いささか辟易とした治療者が，「お母さんには何を買ってあげた？」と聞くと，「えっ？」と言うなりのけぞって，しばし絶句した．

定型者との間では自明のものである診療の枠組みが，ASD者との間では共有されないことがある．定型者の場合，枠を侵犯しても，どこかでそれを自覚しており，そのことがこちらにも伝わってくる．だが彼のようなタイプのASD者の場合，普段のやり方がそのまま診療の場にもち込まれる．あまりにも平然としているので，手をこまねいているうちに，みるまに場が侵食されていく．

治療構造は患者のコントロール下におかれ，治療者は下僕のように，あるいは物のように扱われているような気持ちにさせられる．いや，物のように，であるとか，下僕のように，ではない．まさに物となり，下僕になる．実際にこうした関係になると，怖じ気がくるほどに，侵害された気持ちになる．

ただし，当の本人には，支配しているという意識はない．治療構造を侵食している自覚もなく，当然のことをしているまでである．あらたまって，彼に悪意があるのかと自問してみると，そうではないことに気づかされる．

たとえば上記の青年は，一方的で，治療者の指示や助言を受け付けない受療態度が続いたため，指摘したところ，にわかに泣き始めた．そして，自分は先生に診察で言われたことを，家に帰ったらすぐに書きとめ，こと

あるごとに見返しているのだと，鞄からノートを取り出してみせた．

他方，「与える」ということがわからないのは，「私心がない」ということである．してあげているという意識を伴わない．フリス[3]はアッシジの聖フランチェスコの信徒だった修道士ジネプロや，かつてのロシアの「聖なる愚者」をASDの一つの典型として挙げている．

vignette
>　37歳男性．技術者．ある女性（彼女もASDである）と数年にわたってつきあっている．ある日，その女性が，彼の自宅で「もう死ぬ！」と叫んで興奮することがあったが，この出来事を境に，彼は彼女と親密な関係になるのを一切拒否するようになった．
>
>　だが他方，出社時と帰宅時には，必ず彼女に電話を入れ，これから出社すること，現在の空模様，帰宅したこと，その日の仕事の内容などを毎日手短に報告した．
>
>　女性の方は，しばしば些細なことで心配になり，彼に相談をもちかけるのであるが，そうした折，彼は静かに話を聞き，中立的で醒めた見解を伝え，いっとき彼女を落ち着かせた．また，彼女からの要望があると，外で食事をともにした．その折にも聞き手に徹し，勘定も自分が支払った．しかし，それ以上の関係になることを決して求めない．女性の方は，また元のように親密になりたいと願っているのだが，まったく取りつく島がなく，切り出せないまま，さらに数年が経過している．彼女にしてみると，彼がいったい何を求めているのかわからないという．

ASD者が「与える」「もらう」という関係に気づき始めると，うってかわって収支や損得に極端にうるさくなることもある．たとえば，立場

---

[3] Frith, U. : Autism Explaining the Enigma, 2nd edition. Blackwell, 2003, pp.19-23（冨田真紀，清水康夫，鈴木玲子訳『自閉症の謎を解き明かす』東京書籍，2009, pp.52-61）

が上になっても一円単位まで割勘にする，闇金融業者顔負けの取り立てをする，といったような非臨床事例は稀ならず存在する．あるいはきわめて律義な人にもなりうる．

ASD はさまざまな一方通行性を示す．そのなかで，もっとも重大なものが，「あなた」と「わたし」の間にある．

呼びかけと応答

反転機構がないことを直截に示す代表的な現象がいくつかある．一つは逆転したバイバイである．相手からバイバイのあいさつをされたとき，手のひらを自分の側に向けて応答する．応答というより，視野というスクリーンに映ったものの模倣，ないし反復といった方がよいかもしれない．

今一つはエコラリア echolalia（反響言語）である．たとえば，母が「クッキーほしいの？」と聞くと，「クッキーほしいの？」と語尾を上げて答える．あるいはクッキーが食べたいときに，「クッキーほしいの？」と言う．

エコラリアは，すでにカナーが記載している．臨床上重要な指標であるのはもちろんのこと，単なる一臨床所見を超えた意義をもつ．ここには，ASD 者の人とのかかわり，あるいは社会性が集約されているといっても過言ではない．

エコラリアは，他人から発せられたことばに対して起こる現象である．そのことばは単に発せられたのではなく，自分に向けられたものであり，まさに呼びかけである．それゆえ，エコラリアは，志向性の到来に対する，自閉症児なりの反応である．

到来する志向性に対する自閉症児のあり方の原型は，無反応である．まなざしと抱えること，つまりは視覚と触覚についてはすでにみた．目が合わない，そして，抱いてもそれに応じた体勢を取らない，である．聴覚についてもまた，無反応が基本形である．呼びかけられても振り向かない．呼びかけられていることに気づかない．よく知られているよう

表 6-1　自己の原基

まなざし	→	はにかむ
呼びかけ	→	振り向く
抱く	→	身を応じる

に，自閉症児は難聴を疑われて，耳鼻科に連れて行かれるが，聴力自体に異常はない．

　村上靖彦は，ある自閉症児の興味深い発言を紹介している．その子は同じことを何度も聞き返すのだが，彼自身が説明するところによると，「一回目は音がする．二回目は声がする．三回目で何を言っているのかがわかる」という[4]．
　三回目にして，その子はようやく意味にたどり着く．二回目の「声がする」時点で，志向性に気づいたようにもみえる．だが，homo sapiens の声だとわかるということであって，物音や他の動物の鳴き声と弁別できたということなのかもしれない．その声がまさに自分に語りかけているという志向性は，最後までわかっていない可能性がある．

　呼びかけに対して振り向く．この反転する瞬間，自己が立ち上がる．志向性による触発である．この最初のシーンは，長じてからの日常生活においても繰り返される．ぼうっとよしなしごとを考えている．不意に後ろから知人に呼びかけられ，驚いてはっとわれに返る．知人の顔をそこに認めて，少しバツの悪い思いをする．これほどでなくとも，われわれは呼びかけられるたびごとに，多かれ少なかれ驚き，われに返る．そして自己が立ち上がる．
　これで三つの自己の原基が出そろったことになる．まなざしにはにかむ，抱くことに身を応じる，そして呼びかけに振り向く，である（表 6-1）．

---

[4] 村上靖彦『自閉症の現象学』勁草書房，2008, p.130

人称の混乱

　反転機構の不在をもっとも雄弁に物語るのが，人称代名詞の使用に際する混乱である．「あなた」に対して，「わたし」と応じられない．カナーの論文では，ほぼ全例で認められている．

　呼びかけに応えることは，対人関係の基本である．そこで我-汝関係が成立する．「あなた」に対して，「わたし」と答えるとき，「わたし」が立ち上がる．「わたし」がいて「あなた」があるのではなく，「あなた」と呼びかけられて「わたし」がある．この関係はのちに忘れられ，まず「わたし」がいて，「あなた」がいると書き換えられる．

　かりに「あなた」という言葉でなくとも，呼びかけのなかには「あなた」が含まれている．そして「わたし」で応じなくとも，その呼びかけに振り返るとき，「わたし」は成立する．

　「わたし」や「あなた」は，言語学ではシフター（shifter 転換子）と呼ばれるものである．あらかじめ誰を指しているのかは決まっていない．そのつどの場面や文脈に応じて決まる．「わたし」とはこの私のことではなく，「わたし」と発話している人を指す．他者が「わたし」といえば，「わたし」はその他者のことである．引用符に括られていることもある．「あなた」はその言葉を発した人が呼びかけている相手のことを指す．これもまた引用符に括られていることがある．つまり，「わたし」も「あなた」も，志向性がわかっていないと使えない．

　この我-汝関係，正確に表すなら＜汝→我＞関係は，まなざしにも，そして触れることにも含まれているが，呼びかけにおいて，もっとも明瞭に取り出すことができる．三つの関係とも，志向性の到来が先行している．すでにみられ，触れられ，呼びかけられている．そのなかで，呼びかけにおいて特徴的なことは，そこに時間の落差が差し挟まれていることである．呼びかけられてから，答えるまでのラグである．

　呼びかけられてしまったことは，取り消しようがない．しかしそこから反応するまでに，わずかな遅れがある．その狭間で，「あなた」は「わたし」へと反転する．あるいは応えないことも可能である．少し堅苦し

くいえば，呼びかけられたことを「主体化」できるということである．

　呼びかけられ，自己は立ち上がる．そして応答する．前半は触発であり，自分は介入しようもない．それに対して，応答は自分で行う行為である．このように，受動の上に能動が重ね書きされる．

　他の二つのモードでは，こうした主体化はむずかしい．みられるのも，抱かれるのも，圧倒的に受動的な経験である．みられることにおいては，体勢を立て直して，みかえすことも可能であるが，のっぴきならない状況を引っ張り込むことになる．少なくとも汎用はできない．

　呼びかけのもつ，もう一つの重要な特性は，それが言語獲得の基礎となることである．最初は振り向くだけだった幼児は，言葉で返すようになる．のちに論じるように（第10章），言語は単に模倣によって獲得されるのではない．「やりとり」という実践のなかで身についていく．

固有名

　呼びかけのもつ志向性によって，それに応答する自己が生成する．この反転機構の基点となるのが，呼びかけが書き込んだ ϕ である．これはまなざしの場合ほど鋭利なものではないが，自己に先んじ，それを中心にして自己が立ち上がるマークである．

　われわれが，普段呼びかけを感知するのも，ϕ が刺激されるからである．何かに没頭しているときにも，あるいはざわついたパーティ会場にいても，知人と出会うはずもない見知らぬ街角を歩いていても，呼びかけられれば振り向く．状況や文脈や言葉の内容から推論したうえで，自分に語りかけられていると判断するのではない．その前に，呼びかけてくる志向性を直観するのである．

　だが，ϕ は無名のままではうまく機能しない．そのつど，呼びかけられるたびに，自己があらためて立ち上がるのでは厄介である．毎回同じ自己が立ち上がる保証はない．あるいは，誰が呼びかけるかによって，言い換えるなら汝が誰であるかによって，そのつど違う自分が呼び出されるかもしれない．

もちろん，実際には場面に応じて，いくらか違いは生まれる．母に呼ばれても，教師に呼ばれも，友人に呼ばれても，まったく同じ自分であるというわけにはいかない．だが，小異はあっても，同じ自分である．
　この大域的(おおまか)な同一性を保証するのが，固有名であり，固有名によって書き込まれたφである．すでに第3章において説明したように，命名はφ形成のプロトタイプである．
　われわれは皆，名前をもっている．普段は気に留めることもない自明のことである．あらためて固有名とは何であるかとたずねられたら，大方の人は，まず自分というものがいて，それにたまたま名前が付いていると考えるだろう．だが，それは端的に誤りである．

　バートランド・ラッセル[5]が主張した固有名の「確定記述説」は，こうした誤りの代表である．ラッセルによると，固有名は，それが指示する対象のもつ諸属性の記述に還元される．たとえば，「徳川家康」という固有名ならば，松平広忠を父，於大の方を母とし，1543年に三河国，今の愛知県の岡崎に生まれる．男性，血液型A型，幼名竹千代．6歳のとき今川家の人質となり，桶狭間の戦いで今川義元が織田信長に討ち取られると，岡崎に帰還し城主となり，三河を平定，…，1603年，征夷大将軍に任ぜられ，江戸に幕府を開府，…，1616年，駿府，現在の静岡市で死去，といったようなことになる．
　確定記述説が破綻するのは，属性が変化したときである．たとえば，徳川家康が死んだのは1616年ではなく，本能寺の変の直後，逗留していた堺から伊賀を経由して三河に戻る途上，蜂起した土民に討ち取られていた．あるいは関ヶ原の戦いで，島左近の配下に暗殺されていた（隆慶一郎『影武者徳川家康』という傑作がある）．あるいはまた大阪夏の陣で，真田隊の放った鉄砲玉にあたって死んでいた．そして，駿府で死んだのは，そのあと家康になりすました影武者だった，という事実が明るみに出たとする．

---

[5] Russell, B.: On Denoting. Mind 14 : 479–493, 1905（松阪陽一訳「表示について」『言語哲学重要論文集』春秋社，2013, pp.59–88）

もし確定記述説を遵守するなら，家康はもはや家康ではなくなることになる（さらにはフィクションも書けない，それどころか，フィクションの可能性が，家康の同一性を保証している）．

あるいは私は医者だと思っていたが，何かの手違いで，医籍に登録されていなかったとする．そうなると私はもはや私でなくなる．確定記述説を厳格に適用するなら，そのような帰結が導かれる．

実際，ASDの他者認知は，確定記述説に近いものがある．彼らにとって，他者は属性の束で成り立っている．それゆえ，属性が変化したら，とたんにわからなくなることがある．たとえばいつもかかっている医師が，眼鏡をかけていなかったり，白衣をきていなかったり，風邪で喉がかすれていたりすると，別人物だと思い込んでしまうようなことが起こりえる．

固有名は，属性を指示するものではない．それを束ねるものであり，それ自体は何のコンテンツももたない．あえていえば「無」である．だが，いったん命名が行われれば，名づけられた者の属性が変わろうと，成長して変貌しようと，変節を遂げようと，同一の人物としてまとめあげる．いうなれば∅の後見人である．

私の名前は「健（たけし）」である．おそらく両親は私が健やかに育ってくれることを願って名づけたのだろう．しかしそのことと私とは，とりあえずは関係ない．私は別に健やかに育ったとも言い切れぬし，育ったとしてもたまたまのことである．

だがあるとき，まだものごころのつかぬうちに，私は「たけし」という呼びかけに応じたのである．そしてひとたび応じたそのときから，私は「たけし」になった．それ以降，どのような変化が起ころうと，何を身につけようと失おうと，私はたけしである．

『路傍の石』というかつての教養小説のなかに，「吾一という名はわれ一人」という有名なセリフがある．家庭の事情で中学に進学できない吾一を，小学校の担任が励ますシーンである．

しかし吾一という名をもった青年は，彼一人ではない．いたるところに

いるだろう．だがそんなつっこみは興ざめである．「吾一」と命名されたという出来事，それによって一人の独立した人間になったこと，このことは誰とも交換できない厳然たる事実である．

　固有名の「無」がもつ力を示すには，次のような簡単な例を考えてみるとよい．実験動物に使うラットに名前をつけてみる．たとえば「ハナコ」としてみよう．そうしてしばらくの間，「ハナコ」と呼びかけながら飼育したとする．しかるのちに，研究者はそのハナコを使って実験することができるだろうか．

反響しない世界

　エコラリアに戻ろう．呼びかけに内包されている志向性に対するASDのあり方の基本は無反応である．まなざしや抱くことの場合と同じである．

　他方，まなざしが無反応のすき間をぬって，しばしばパニックを引き起こすのに対し，呼びかけはエコラリアを誘発する．パニックにまでなることはあまりない．

　エコラリアは，反転が機能しないなかでの，彼らなりの反応である．「あなた」に対して「わたし」ではなく，「あなた」と応じること，それは，彼らが彼らなりの世界を作り上げていく際の原点となる．

　「心の理論」による代償と同じように，ASD者も「あなた」に対して「わたし」で応じることができるようになる．定型発達の場合とはおそらくは別の回路を使って，経験的にそうしたパターンを学んでいくことが可能である．だが，出発点はエコラリアにある．

　エコラリアと対になるのが，反響しない世界である．他者からASDへの働きかけが，反転した形（「あなた」→「わたし」）で戻ってこないように，ASDの周囲に広がる世界は反響しない．自分がそこに映し出されないのである．

　目の前には，ただ光景が広がっている．それは見ている者に呼びかけ

てこない．それどころか，その光景が自分のみているものであることを示すものはない．そのことを，ウィトゲンシュタインは大真面目に論じている．

> 5.633　世界の中のどこに形而上学的な主体が認められるのか．君は，これは眼と視野の関係と同じ事情だと言う．だが，君は現実に眼を見ることはない．そして視野におけるいかなるものからも，それが眼によって見られていることは推論されない[6]．

ギリシア神話に登場するナルキッソスは，ASDが棲む反響しない世界がどのようなものかを示している（図6-1）．

　ナルキッソスの母は，息子があまりにも美しく，夭折するのではないかと恐れ，ティレシアスから「自分の姿を知らなければ長生きするだろう」という預言を得る．以後，ナルキッソスは，自分がどのような姿をしているか気づかぬように育てられた．世界は彼に語りかけず，そして彼を映し出さない．男たち，そして女たちがどれほど彼に恋焦がれても，まったく関心を示さなかった．
　エコーもまたナルキッソスに恋焦がれていた．あるとき，ゼウスが別の女と逢瀬を楽しんでいるとき，エコーはヘラにとりとめのないない話を喋り続け，ゼウスの思いを遂げさせた．だが，ことが露見したため，エコーはヘラの逆鱗（げきりん）に触れ，自分からは口をきいてはならず，ただ他人の言ったことを繰り返すことしかできないという罰を与えられる．
　その二人が，あるとき，森のなかで偶然出会う．しかしエコーはナルキッソスが問いかけるのに，語尾をオウム返しにすることしかできない．ナルキッソスは呆れて踵を返す．そのとき，エコーは，去り行く彼の背中に向

---

[6] Wittgenstein, L. (author), Ogden, CK. (translator)：Tractatus Logico-Philosophicus, Routledge & Kegan Paul, London, 1921（黒田亘編『ウィトゲンシュタイン・セレクション』平凡社，2000）

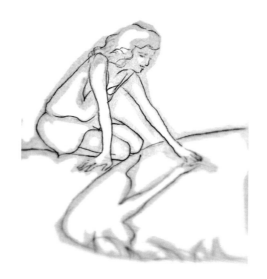

図6-1　ナルキッソス

けて,「あなたの思い通りになりますわ」と禁を破って声を発してしまう．恥ずかしさのあまり，エコーは森のなかの洞窟に身をひそめる．次第に衰弱し，ついには姿が消え，声だけが残った．

　エコーを憐れんだニンフたちは，復讐の神ネメシスに訴え，ネメシスはナルキッソスに報われない恋に落ちるという劫罰(ごうばつ)を与えた．

　ある日，ナルキッソスは森のなかにある泉の傍らに身を横たえ，水に口をつけようとした．すると，清らかな水面には彼がかつて見たこともない美しい青年が姿を現し，唇を彼の方へと寄せてきた．彼はその姿をかき抱こうとするが，手を水の中に差し伸べると，そのたびに像は水泡のなかに消え失せた．ナルキッソスは生まれてはじめて恋に落ちた．

　それ以来，ナルキッソスは毎日森の泉に通ってきた．像は彼が来れば姿

を現す．しかし泣いても叫んでも口説いても，それに応えることはない．次第に彼は痩せ衰え，衰弱し，ついには自害した．

　ナルキッソスの場合，外界は彼に語りかけず，彼の姿を映し出さない．水面に映った姿をみても，それが自分だとは気がつかない．そのかわりに，はじめて自分をひきつける対象をそこに見出し，そして恋焦がれるようになる．だが，エコーと会ったときと同じように，相手から反転した応答が帰ってこない．そして絶望のなかで自ら命を絶つ．
　鏡をみるとき，われわれはそこに自分を認める．だが，それが自分だというのは，思っているほど自明なことではない．なぜなら，そこに映っているのはあくまでコピーだからである．しからば，原本はどこにいるのか．いうまでもなく＜ここ＞にある．だが，当人である私はみることができない．かつて一度もみたことがない．それゆえ，私にとって鏡像は，「原本なきコピー」なのである．
　われわれは自分の顔を直接みることはできない．しかしそれはまさにここにある．そしてひりひりとそれを感じている．では，何を感じているのか．みられていることである．われわれが自分の顔を一番意識するのは，人にみられているときである．だからこそ，人前に出る前には，入念に手入れをしたりもする．不意にみられていることに気づいたとき，恥ずかしさでいたたまれなくなる．そのとき，もっとも鋭敏に反応するのが顔である．ひきつり，こわばるかもしれないし，朱に染まるかもしれない．
　そうでなくとも，われわれはつねにまなざしをどこかで感じている．外界が呼びかけてくるのを感じる．顔はそれに応じて触発され反応する．つまり顔は外界に映っているのである．
　ナルキッソスに欠けていたのは，まさにこの外界からの呼びかけである．それゆえ彼の顔は外界に映し出されない．水面に映った顔に向き合ったとき，彼はまさに，呼びかけてこない世界に直面したのである．

　他方，エコーは，まさにエコラリアのなかに閉じ込められている．あ

こがれのナルキッソスに出会ったときも，そこから脱出することができない．対象がまさに立ち去ろうとするとき，彼女はついにエコラリアの回路の外に出る．しかしそこで彼女をみまったのは，強烈な「恥」であった．それに耐えられず，彼女は姿をくらまし，ついにはたゆたう声になる．

　二人の若者の運命は，ASD者が自他未分の世界から一歩踏み出すときに，どのような困難に立ち会うかを示唆している．ナルキッソスの場合は，反響することのない世界に取り囲まれた孤独であり，エコーの場合は，消え入ってしまいたくなるほどの強烈な羞恥である．

7章
地続きの世界— sympathy と empathy

　こちらには「私」がいて，向こう側には「対象」がある．「対象」は，私には自由にならない壁のようなものとしてたちあらわれる．私とは別の系である．だが，どういうわけか二つの系は調停され，つじつまが合うようになっている．これがいわゆる「定型」と呼ばれる心の発達である．

　それに対して，ASD では「私」と「対象」が連続している．「私」と「対象」という区分が未分化であり，言い換えるなら「地続き」なのである．

「同一性保持」という現象

　藤家寛子は，世界を映画になぞらえている．自分が亡くなったら，「完」というテロップが出て，それで終わりになるように思えると語っている[1]．

　映画が終わっても，それを観ていた私が終わるわけではない．だが彼女にとってみれば，私と対象は地続きなのであり，対象（映画）がなくなれば，私もなくなる．グニラ・ガーランドは，電燈を消されて暗闇のなかにとり残されたとき，自分の眼も身体もなくなってしまった（第4章 p.72）．厳密にいうなら，まだ私もなければ対象もない．

　こうした地続きの世界では，対象の変化は，局部の変化ではすまない．

---

[1] ニキ・リンコ，藤家寛子『自閉っ子，こういう風にできてます！』花風社，2004, p.158

すべてに波及する．目の前のことがすべてである彼らにとって，一つのピースが欠けたり，配置が変わることは，カタストロフを引き起こす．世界の一部が変化するのではなく，世界全体がひっくり返るのである．

古典的に「同一性保持」と呼ばれる現象の原型がここにある．正確には「同一性保持への切なる強迫的欲求[2]」（カナーとアイゼンバーグ）であり，ルーチンへの固執（たとえば面倒な就寝のための儀式を要求すること），反復的活動（同じレコードを何回もかける），物の配置が変わることへの抵抗などが，その例として挙げられている．

出発点となる自他未分の世界から自己が分離し始めたとき，特定の対象にしがみついたり，同じパターンに固執したりする現象が起こる．たしかにそれは，分離個体化への第一歩ではあるが，同じものの与える安心感や反復のリズムによって，そこに固着してしまうことになる．その根底には，世界全体へと波及するカタストロフへの恐怖がある．

　　カナーの事例 John は，二体の人形をもっていたが，さして関心をもっていなかった．だが，あるとき，人形の帽子がなくなっていることに気づくと，にわかに不穏となり，部屋中を探しまわってみつけ，元に戻した．だが，ひとたび秩序が回復されると，John は人形に興味をなくした[3]．

局所の問題が地続きに全体へと突き抜けるというのは，時として壮大な創造性をもたらすことがある．一つの典型がアイザック・ニュートン（Newton, I.）である．林檎が落ちるのをみて万有引力を発見したというのはフィクションだろうが，データからちまちまと帰納するようなやり方では，せいぜい経験的な蓋然性が得られるだけである．普遍的な物理法則など，もたらされるものではない．ただし，こうした地続き性のもつ弱点も同時に抱え込むことになる．

---

[2] Kanner, L., Eisenberg, L. : Early infantile autism 1943-1955, Am J Orthopsychiatry 26 : 55-56, 1956

[3] Kanner, L. : Autistic Disturbances of Affective Contact. Nervous Child 2 : 238, 1943

ニュートンは，30歳頃に精神病エピソードらしき状態に陥ったことがある．その契機の一つと考えられるのが，王立アカデミーで発表した光学についての自説に対して，ロバート・フックから批判を受けたことである．ニュートンの粒子説に対し，フックは波動説に有利な所見である干渉現象を呈示した．

ニュートンがスキゾイドだったとすれば，この批判は他者からの侵害という意味をもつ．他方，ASD圏の人であったならば，つきつけられた干渉現象は，単に一つの反証であるにとどまらず，彼の光学全体を，そして光は神の知性そのものであるがゆえに，宇宙論全体を瓦解させる一突きとなる．それはとりもなおさず，彼自身を含んだ地続きの世界全体が崩壊することを意味する．

批判をうけたニュートンは，王立アカデミーからの除名を嘆願したり，民法講座のフェローに立候補したり（ニュートンは当時すでにかのルーカス講座の物理学教授であった），あるいは授業で地理学の講義をするなど，不可解な行動を頻発させ，以後，より人を遠ざけた生活をするようになる．

フックの側に，ニュートンをおびやかす意図がどれほどあったかはわからない（またニュートンがASD圏の人なら，悪意という志向性は感じなかっただろう）．フックはたたき上げの実験家であり，彼の発見した「フックの法則」が示すように，経験科学的な志向をもった学者である．自分の批判がニュートンの世界全体を崩壊させる危険をはらんだものであったなどとは，想像も及ばなかっただろう．だが，以後，フックはニュートンから徹底的に無視され，ニュートンに権力が集中するにしたがって，冷や飯を食うはめになる．

フックにとっては何とも迷惑な話であるが，ニュートンのおびえがいかほどだったかは，彼の代表作の一つである『光学』が，フックの死を見届けるかのように，王立アカデミーでの発表から30年余りのちになってようやく出版されたことが，雄弁に物語っている[4, 5]．

4　飯田真，中井久夫『天才の精神病理―科学的創造の秘密』岩波現代文庫，2001
5　中島秀人『ロバート・フック―ニュートンに消された男』朝日選書，1996

自と他

「地続き」というキーワードを覚えておくと，臨床場面で困難に突き当たったときに，役立つことが多い．以下では，ASDの世界が示す地続き性をさまざまな局面で検討してみよう．

もっとも基本的なものが自他の地続き性である．地続き性自体が自他未分から由来する以上，当然といえば当然である．

第2章で取り上げた，ずっとあとになって，弟を虐待していたことに気づいた兄の事例を思い起こそう (p.29)．彼は単に自分のルールに従わせようとしたのである．さらにいうなら，そのルールが自分のルールであるという意識さえなかっただろう．我の強い者が他人に押し付けるのとは異なる．それゆえ，かえって妥協の余地がなく，定型者からすれば，容赦のないものとなりうる．

ASD者は，相手が自分と違う考えをもっていることなど思いもよらなかったり，相手が自分のことを当然知っているものと思い込んでいる節がある．そのため，こちらが知るよしもない個別の事情を，何の前置きもなく話し始め，困惑させられるようなことが起こる．

vignette

> 35歳男性．2か月ほど前から「うつ病」の診断で通院中のところ，主治医が不在の日に受診．初対面であるにもかかわらず，いきなり会社の上司との軋轢について，前回の主治医との診察の続きのように話し始めた．
>
> 聞いている側には事情がさっぱりわからないのだが，そのようなことに当人は一向かまう様子はない．滔々と語り続けるので，話をいったん止めたところ，ありえないことが起こったと言わんばかりの様子を示した．
>
> しばらくはこちらの質問に応じていたが，その後は再び自分のペースで話し続け，最近新築したばかりの家が欠陥住宅だったことに話題が移った．これについては事情がのみこみやすく，「さぞかし大変だっただ

ろう」と共感を示すと,「いや,そんなことは別にたいしたことではないですよ」とあっさり否定した.欠陥部分をすべて調べ上げ,みつかった100か所以上の不具合をエクセルで一覧表にした上で,建築業者を呼んで逐一現場を確認させ,一つ一つ契約書をとりかわして修繕させたのだと,むしろ少し得意気な表情をみせた.聞いている側は,てっきり最近の不調の要因について語っているのかと思っていた所に,肩すかしを食らったように感じた.というより何のためにそんな話をするのかがよくわからないままだった.

そのうちにまた仕事のことに話が戻り,自分は本来有能な営業マンであるのに,最近はなぜかうまくいかないのだと述べた.あまり営業向きであるようにはみえなかったが,話を聞いているうちに,彼のいう営業とは下請け会社を管理することであることがわかった.おそらく建築業者に対するのと同じようなやり方で仕切っていたのだろうと想像がついた.それが最近になって,二つの下請け会社の間でトラブルが発生し,その調停をするように命じられたが,どうもうまくいかないのだという.なぜうまくいかないのか,見当もつかないようだった.

ここにきてようやく,今日受診した趣旨をたずねたところ,次の主治医の診察までの処方をしてほしいとのことだった.その時点で,予約患者がたくさん待っているなかで,すでに数十分も時間が過ぎていた.最後の話題は主治医には話していないとのことで,次回の診察でかならず報告するように告げて診察を終えた.

神尾陽子[6]は,森茉莉が,尊敬する吉行淳之介と対談したときのやりとりを取り上げている.次に示すのはその冒頭部分である.

森 今日の対談でたった一つだけ漢字について言いたいことがあって最初に言いますけどローマ字を「羅馬」と書く字ね,たいへんきれい

---

[6] 神尾陽子:身体性なきコミュニケーション—アスペルガー症候群の場合.月刊言語 37(6):72-79, 2008

な字で，中国からなんのお礼もしないで，ああいう字をいただいてきたことで，鷗外が「即興詩人」を書くのに大変よかったろうと思って，翻訳の文章を書く上で感謝していただろうと思うものですから，私は父（森鷗外）にかわって，中国の人たちにお礼を言いたいと思って…
吉行 なるほど（笑）．
森 「即興詩人」もね，あんまり長いものですから，全部は読んでおりません．
吉行 やっぱり，そういうものですか．

『文藝別冊　森茉莉』河出書房新社，2003

　森茉莉は，対談が活字になったあとで，吉行の発言箇所の「（笑）」をみて，何かまずいことをしたらしいと気づき，別のエッセイで反省の弁を述べている．笑ったのは，吉行というより，茉莉以外のその場にいた一同である．

　森茉莉は，自分は反省とは無縁の人間であると告白している．「マリアという人間は前非を悔いるとか，反省とかいうことを，したことがない」（「マリアはマリア」）．だが，このときばかりは，尊敬する吉行淳之介が相手であり，例外だったようである．対談は，最後まで，茉莉が自分の関心事を一方的に話し，突然何の前置きもなしに文脈のつながりのない（しかし本人なりにはある）話題に飛んでしまい，終始吉行を戸惑わせたまま終わっている．

　神尾は，アスペルガー症候群において，優れた文法能力や豊富な語彙とは対照的に，文脈に合った言語の理解や使用の障害という，言語能力の乖離が特徴であり，それが社会的困難の実態そのものであると同時に，時として人を惹きつけることもあるという．そして，こうした特徴は，ルールが明瞭なフォーマルな場面，言い換えるなら枠がしっかりしている場面では目立たないが，自由な会話で露呈しやすいことを指摘している．ひるがえって考えるなら，先の症例では，治療者があらかじめ診察の趣旨を聞いておけば，長広舌にはならなかった可能性がある．

親と子

　子どもを虐待する親に，しばしば ASD 者がいる．そのなかには，子どもが小学校高学年から中学生あたりで，虐待が始まるケースがある．子どもがまだ小さい時分には，虐待はなく，むしろ庇護していた節さえみられることもある．子どもの側も，親にかわいがられていた時期を記憶していたりもする．

　だが，親が，人類に残された本能の残滓で子育てができる時期を過ぎ，子どものなかに自己のめばえを感じたあたりから虐待が始まる．あるいは親自身の問題，たとえば配偶者との関係や仕事上の問題で混乱していることが背景にあることもある．虐待の始まりが遅いのは，子どもにもASD 的特性が共有されていて，自己のめばえが定型者よりは遅れるためかもしれない．ちなみに本田秀夫[7]は，非障害の ASD に，ものごころのつく時期をたずねたところ，その多くが「中学生頃」と答えたと報告している．

　　カナーの報告した Virginia 症例では，母の養育は，人形やペットに対する態度そのものであったという．Virginia は 11 歳までフォローされているが，きわめて受動的であり，虐待を受けたという記載はない[8]．

　虐待は，言葉による暴力が多い．たとえば「いなくなってほしい」，「生まなければよかった」，「死ね」など，耳を疑うようなものさえある．子どもの所持品を壊したり，身体的暴力に及ぶこともある．しばしば態度が豹変するが，どういう文脈でそうなるのかわからない．

　だが，他方で，風邪をひいたり薬の副作用が出たときなどには，子どもの体調の悪いことを鋭敏に察知して対応したり，教育熱心でそのため

---

[7] 本田秀夫『自閉症スペクトラム─10 人に 1 人が抱える「生きづらさ」の正体』SBクリエイティブ，2013, p.142

[8] Kanner, L. : Autistic Disturbances of Affective Contact. Nervous Child 2 : 230-231, 1943

の物質的な援助は惜しまないといった，虐待からは皆目見当もつかない対応がみられることもある．「こころ」を介さないことについては，合理的な対応が可能である．

vignette

　　　24歳女性．気分の変調を主訴に受診．この頃涙が止まらないという．存在感が希薄で，苦悩の現実味がこちらに伝わってこないが，そのこと自体が苦しみになっているようにも感じられる．
　「自己が一個というのは私にはなじみません．主張するには何か思い込みの塊(かたまり)のようなものが必要ですが，それが自己だと思います．でも私は食べ尽くされてしまって何も残っていない．それに，魚の骨のようなものが刺さっている．もう自分は誰にも食べてもらえない」と語る．解離症状はない．
　小学校6年生頃から，家庭内がうまくいかなくなり，母がいきなり怒り出すようになったが，本人が一人で対応する立場におかれた．それまで母は完璧であり，絶対だと思っていたが，それ以降，母をまとまりあるものとしてみたことがない．言っていることとやっていることがちがったり，変な行動をしたりしている．こちらが意を決して話しかけようとすると，すぐに自分の部屋に鍵をかけて閉じこもる．
　でも母に悪意はない．結局，母は自分というものをもっていなかったのだと思う，という．今でも混乱して，借金をしたり，怪しげな団体に入会しようとするが，そんな母をみると，悲しくて死にたくなる．自殺すると迷惑がかかるので，他殺されてしまいたいと真剣に願っている．

　自己がめばえるとき，子どもは不安げにこの世のなかに顔を出す．ASDの母親は，めばえた子どもの自己に混乱し，理不尽な行動に出る．出産したあともずっと，自分と子どもは地続きなのである．こうして子どもは，自分の自立を見守ってくれる人が必要なときに，かえって虐待にみまわれることになる．
　ただ，特筆すべきは，多くの子どもたちが，親たちに悪意を感じない

ことである．それは，子どもたちもまた「こころ」というものがわからないことによるのかもしれないが，それよりもむしろ，「こころ」とは異なったチャンネルを介した交感が働くようである．

夢と現実

　われわれの経験は，どこかでリアルな感覚に裏打ちされている．いわゆる「現実感」をともなう．そして現実は，現実的でないものとコントラストをなす．だが，ASD において，このコントラストが明確ではない．

vignette
　　22 歳男性．ものごころついた頃から「自然な感じ」がなく，幼稚園の頃には「生きている世界が嘘なのではないか」と思いにしばしば襲われたという．
　　中学までは言われてきたことをやっていただけですんだが，高校は自由な雰囲気で，どうふるまってよいかわからず，それ以来，自分は人間としての成長で，小さい子どもにも劣っているのではないか，と苦しむようになる．
　　大学に入ると，さらに孤立感を深めた．人とつきあいたい気持ちはあるが，「身体で覚えるべき人間関係のノウハウがないこと」が露見するのが怖くて，回避している．アルバイトで高層ビルの窓ガラス拭きをやっているが，高いところに登ると少し現実感が得られるという．しばしば悪夢をみるが，自分が窮地に立たされていたり，非難されていたり，あるいは単位が取れないなど，いつも現実と区別のつかない夢であるという．

　夢と現実の区別がつかないのは，彼らの経験世界に余白がないからである．目の前にあるもので経験が飽和し，組み替えたり遊んだりする余裕がない．裏側もない．
　他方で，現実を現実たらしめているのは，われわれをめざめさせるも

のである．つまりはこちらにやってくる志向性である．まなざしであり，呼びかけであり，触れてくることである．

ASDではこうした志向性の到来に対して無反応である．さもなければパニックとなる．それゆえ，生理的には覚醒していても，現実感がなかなかともなわない．

では，眠るときはどうなのだろうか．われわれが眠りに入るには，単に覚醒度が落ちるだけでは十分ではない．最低限の安心感が必要である．その原型は，母の懐に安心して身をゆだねている感覚である．あるいは見守られているという感覚である．目をつむっても，自分が消えてなくなるわけでもなく，世界がなくなるわけでもないという安心感である．これらは，ASDにはしばしば欠如している．

わたしはいつも，眠るのがとても怖かった．だから何年もの間，睡眠をとるにしても，両目を大きく開けたまま眠っていた[9]．

グニラ・ガーランドは，自分の入眠困難とその克服について次のように書いている．

昼の間に外界を締め出して自分の内部にすべり込んでいくときは，目覚めた意識だけ切ったからといって，自動的に眠れるというわけにはいかないのだ．だからこの，＜もう目覚めてはいないが，まだ眠ってもいない＞中間状態を通り抜けて本格的に眠りに入るためには，もう一つ別の操作をあみ出さねばならなかったのである．頭を左右に転がすというこの方法はよく効いた．ときには，かなり長時間にわたって，激しく転がし続けなければならないこともあったが，それはやはり，よく効く方法だった[10]．

---

[9] Williams, D. : Nobody Nowhere. Doubleday, 1992, p.8（河野万里子訳『自閉症だったわたしへ』新潮文庫，2000, p.39）

[10] Gerland, G. : A Real Person : Life on the outside. Souvenir Press, London, 1997, p.105（ニキ・リンコ訳『ずっと「普通」になりたかった』花風社，2000, p.114）

7章　地続きの世界—sympathyとempathy

　グニラが頭を左右に転がすのは，一種の自己刺激行為だろう．自己刺激行動は，自分にまとまりをあたえるものである．それは現実に覚醒させる場合もあれば，この場合のように，落ち着かせ，眠りに誘うことにもなるようである．
　あるいは，少量の向精神薬によって，睡眠と覚醒のメリハリが得られることもある．

vignette
　　21歳女性．大学生．人混みや雑然とした状況で疲れて，家に帰るとぐったりして何もできないということで受診した．
　　いつも伏し目がちで，視線が合うことがない．顔をみて人を判別することができず，身にまとっているアイテムなどから，誰であるかを判断している．そのため，ワンテンポ遅れることが多く，予期せぬ人に出会ったりすると，それだけで「トラウマ」になるという．逐一トラウマになるのでうんざりしている．教室に入るときの，挨拶するかしないかの微妙な時間がとても怖い．自分のリアクションが変だと思われているのではないかと心配になる．
　　こうしたことが家に帰ると，映像になって再生される．本を読もうとしても，割り込んでくる．その日にうけた情報があふれかえり，眠っても脳が整理された感じがせず，思考の奴隷になっている，というような訴えが続いていた．
　　フルフェナジン0.125 mgを就寝前に処方したところ，次の診察で「よく眠れるようになってすごく助かっています」といい，「生まれて初めて，朝の脳の状態が，前の日の続きでなくなりました」と報告した．

sympathy と empathy

　第4章（p.64）で紹介したように，フリス[11]は，本能的 instinctive な共感と，志向的 intentional な共感を区別して，前者を sympathy，後者を empathy と呼んでいる．もう一度解説すると，前者は「心の理論」を介さない無媒介なものである．つまりは地続き的な共感であり，より即物的に「共振」といった方が実情に近いかもしれない．それに対して，後者は他者の心に対する共感である．

　ASD 者のなかには，他者からの志向性がわからないかわりに，事物からのアフォーダンスを鋭敏にキャッチする能力を示す人たちがいる．綾屋紗月は，外界のあらゆる事物が自分たちに自己紹介してくるという．モノたちは，「食べる？」「投げる？」「歩く？」など，自分に行動選択を促すような自己主張をしてくる．そして，自然の風物，とりわけ月との強い交感をもっている．

　　一巡した後，せっかくだから写真集を買おうと思い，展示室から販売コーナーへと移動する．しかし明るい蛍光灯の下に出てしまうと，それまで体をまとっていた安全で静寂な闇がはがれ，急に服を脱がされたかのように居心地が悪くなった．…

　　私は写真集の購入をあきらめ，もう一度展示室に戻った．いちばんのお気に入り写真の真ん前のベンチに腰かけて，再び写真のなかへ溶けていく．薄暗く青い光．虫の声．自分が森のなかで暮らす野生動物であるかのような気分になってくる．遠くで他の動物が歩き，カサカサと葉が擦れ，枯れ枝がパキッと折れる音も聞こえてきそうだ．全身が耳．あらゆる気配を耳で感受する．

　　「そうか．自分の感覚は月夜の森のような世界にちょうどいいのか」と，

---

[11] Frith, U.: Autism Explaining the Enigma, 2nd edition. Blackwell, 2003, pp.111-112（冨田真紀，清水康夫，鈴木玲子訳『自閉症の謎を解き明かす』東京書籍，2009, pp.206-208）

そのときふと思い至った. …
　一方，満月そのものに目を向けたとき，このような落ち着いた感覚とは異なった，ある種の昂ぶりを私は感じている[12].

sympathy，すなわち地続き的な共感は，「こころ」を経ないで成立する．むしろ「こころ」はじゃまになる．人間以外のものはウソをつかないし，ウラがない．そして裏切ることもない．彼らの sympathy がのびやかに発揮される．

　物と関係を取り結ぶ能力については，カナーとアスペルガーでは，見解が分かれる．カナーは，自閉症児は人間に対するのとは対照的に，物とは良好な関係を結ぶとしている[13]．それに対してアスペルガーは，固執，フェティッシュ，収集などの関係の偏りや貧困の側面を強調している．
　アスペルガーの場合は，人間関係に価値観のベースをおいた判断であり，物そのものに対する直接的な共振能力を評価してはいない．アスペルガーも「本能」という用語を用いるが，その場合は，日常生活で必要となる実用的なスキルをみようみまねで学ぶ能力のことであり，ASD ではそれができないため，知性でカバーするということになる[14].

　物以外にも，生き物に対して，ASD の sympathy が発揮されることがある．釣りの達人，虫取りの名人，カリスマ的な飼育係など．sympathy による交感には，「こころ」という屈折がなく，表現と意味が一体になっている．

---

[12] 綾屋紗月，熊谷晋一郎『発達障害当事者研究―ゆっくりていねいにつながりたい』医学書院，2008, pp.178-179

[13] Kanner, L. : Autistic Disturbances of Affective Contact. Nervous Child 2 : 249, 1943

[14] Asperger, H. : Die 'Autistischen Psychopathen' im Kindesalter. Archiv für Psychiatrie und Nervenkrankheiten 117 : 103, 1944

ある ASD の会社員は，野良猫といるときが，一番心が安らぐという．彼が仕事を終え，最寄りの駅の改札を出ると，野良猫たちが待っている．そして家にたどり着くまで，忍びの護衛のように，つかずはなれず，彼についていく．アスペルガーの示した例では，親や弟には冷酷な仕打ちをしながら，二匹の白ネズミを飼って，やさしく世話をして，それがどの人より好きだといっていた少年がいる[15]．

　では，人間が相手の場合にはどうなのだろうか．ASD の乳児もあやされれば笑う．0歳時の，まだ「こころ」を経由しない直接的な反応である．

　　この交感のチャンネルは，小林隆児[16] のいう「情動コミュニケーション」に相当する．ただし「情動」という言葉は若干生々しい．むしろ小林自身が音叉の共鳴になぞらえているように，即物的な感覚に近い．あるいはクラウスの「エントレインメント entrainment[17]」，岡本の「共鳴動作[18]」，やまだの「原始的響存関係[19]」などに相当する．乳児は，人の顔をみると微笑むが，似たような図形に対しても同じように反応する．まなざしではなく，パターンに対する反応である．まなざしへの反応は，ひとみしりから始まる．

　定型発達では，ひとみしり以降，empathy が sympathy に取って代わり，sympathy は傍流に押しやられる．それに対して，少なくとも一部の ASD では，長じても sympathy 能力が保たれ，時にはすぐれた感受性を示す．そればかりではなく，定型者が，こころを経由しなければわからない他人の状態が，ASD には直接に伝わることがある．たとえば，

---

[15] Asperger, H. : Die 'Autistischen Psychopathen' im Kindesalter. Archiv für Psychiatrie und Nervenkrankheiten 117 : 128, 1994
[16] 小林隆児『関係からみた発達障碍』金剛出版，2010
[17] Klaus, M. H., Kennell, J. H. : Maternal-infant bonding. The C.V. Mosby Company, 1976（竹内徹，柏木哲夫訳『母と子のきずな』医学書院，1979）
[18] 岡本夏木『子どもとことば』岩波書店，1982
[19] やまだようこ『ことばの前のことば―うたうコミュニケーション』（やまだようこ著作集1）新曜社，2010, p.48

親や周囲の人たちが抱えている不安や痛みを，直接感じ取ることができたりもする．ただし，それを言語で表現するすべをもたない．表現するときには，パニックで反応する．こうしたASDの感受能力は見落とされがちである．

他方，悪意，善意，親切，嫉妬，やっかみ，ふてくされ，不機嫌，当てつけ，皮肉，媚びへつらいなどとなると，さっぱりわからなくなる．これらは「こころ」を前提としているからである．「こころ」というプリズムで屈折した感情はよくわからない．

　確かにわたしには，親切よりも暴力の方が理解しやすかったからだ．親切の方がはるかに微妙でつかみにくく，しかも心を乱されるものだった．子どもは普通，人の親切を喜び，受け容れるようになっていくものだ．だがわたしの場合，親切はひび割れた亀裂のようなものにしか見えず，うまく対処する心の準備がどうしてもできなかった．おそらく，そうやって心の準備をしたり身構えたりしていると，いつまでも愛というものを知ることができないのかもしれない．だが身構えていないと，わたしにはあまりにも衝撃が強いのだ[20]．

親切や愛といったものに遭遇するとドナは混乱し，目を回すことになる．他方，彼女には「感情」の手前の，「感覚」による交感とでもいうべきチャンネルが開かれている．次の記述は，ドナが自分と似たようなにおいをもつアイルランド系の男性と知り合ったときのことである．

　わたしたちはあらゆる会話を最小限の言葉で行い，大部分のコミュニケーションは，むしろお互いの感覚を通じて行なった．体中のあらゆる感覚が，それまでにないほど鋭く研ぎ澄まされていった．わたしたちのそんな関係は，性愛を通じての関係よりもはるかに肉体的であり，官能的なも

---

[20] Williams, D.: Nobody Nowhere. Doubleday, 1992, p.32（河野万里子訳『自閉症だったわたしへ』新潮文庫，2000, p.98）

のだった.

　そうやってわたしたちは,三か月の間,会い続けた.次第に彼は,彼独特のやり方で,わたしという人間を知ろうとし始めた.その時が,別れの始まりだった.やがてわたしたちは,接触を失った[21].

場違いな sympathy

　ある ASD の男性は,人の気持ちはわからないが,店で見向きもされないぬいぐるみが置いてあると「かわいそう」と感じる.人間はというと,「理性をもった強い存在は勝手にやってくださいという感じです」という.こうしたナイーブな感覚は,彼のような表現力がないと,定型者にはなかなか伝わらない.

vignette

　　15歳の男性.無口で滅多なことでは感情を示さない.学校から帰ると,自室に引きこもり,父の書斎からもちだした本を読むのを日課としていた.あるとき,誤って茶碗を落として割ってしまったところ,にわかに泣き始めた.驚いた家族がどうしたのかとたずねると,「茶碗がかわいそう」と答えた.

　彼にとって,自分がかわいそうなのか茶碗がかわいそうなのか,区別がついていない.そして私が哀しいのか茶碗が哀しいのかもわからないのだろう.

　また杉山[22]は,自閉症児では,没頭している対象に意識が占有され,自我の一部が対象に乗り移った状態になっていると考えられるという.

---

[21] Williams, D.: Nobody Nowhere. Doubleday, 1992, p.139(河野万里子訳『自閉症だったわたしへ』新潮文庫,2000, p.351)
[22] 杉山登志郎『自閉症の精神病理と治療』(杉山登志郎著作集1)日本評論社,2011,p.150

繰り返し石を落として遊ぶときには，石に自分自身がのって自ら落ちはずむ状態を体験し，紐揺らしに没頭しているときには自らが揺れる体験をしているように感じられるという．

　sympathy はソーシャルな場面になると，場違いなものとなりがちである．たとえば，禿げ頭や片腕がないといった人の欠陥を，あからさまに面白がったりする．そこには相手を侮辱する意図はない．彼にしてみれば，ただただ面白いだけなのである．しかしその場に居合わせた者は腰を抜かしかねない．

> *vignette*
>
> 　28歳女性．舞台芸術にかかわっていたが，指導者に勧められて，ボイス・トレーニングの基本レッスンを受講した．トレーナーが，最初の教程で，腹式呼吸による発声法を指導したが，受講生の多くは，すぐには要領を得なかった．
>
> 　そこでトレーナーは「お腹に空気を入れるように」と教唆したところ，彼女はその場にしゃがみ込み，笑い始めた．皆があっけにとられていると，ようやく笑いが止まり，トレーナーが「どうしたのですか？」とたずねたところ，「お腹に空気は入りません」と言い終わらぬうちに，再び笑いころげ始めた．

　この場合は，とりたてて大きな問題にはならなかったが，場違いな sympathy は，人の感情をひどく害することになったり，モラルが問われるようなことにもなりかねない．

> *vignette*
>
> 　26歳男性．内科の救急外来で待機中に，隣の精神科救急ユニットから応援の依頼を受けた．かけつけてみると，精神運動興奮の激しい女性患者がベッドに横たえられ，大勢のスタッフに取り巻かれて処置を受けていた．彼は「どうしましたか」と患者に声をかけたが，言い終わらぬうちに，突発的に笑い始め，あわてて蓋をするように自分の口に手を押し

当てた．スタッフはみな処置の手を止め，唖然として彼の方を見返り，女性患者は我に返って，半身を起こし，「あなた，何を笑っているのよ．失礼でしょう」と非難した．

あとでユニットのリーダーが事情をたずねたところ，「部屋に入って，みんなが必死でやっているのをみたら，急におかしくなった」のだという．救急現場というコンテクストを外してみれば，確かに滑稽な光景かもしれない．このsympathyがいかに場違いなものであるかは，切迫した状況にあって，スタッフが思わず手を止め，混乱の極にあった緊張病の患者が一瞬我に返ったところによく現れている．

sympathyで困るのが，人に害をなす場合である．たとえばアスペルガー[23]が記載しているように，教師を怒らせて面白がるようなASD者がいる．アスペルガーはそこに「悪意」，さらには「計算ずくの悪意」を認めているが，この場合，相手にいやがらせをして，その心理的効果に喜びを感じているのではない．端的に「反応」を楽しんでいるのである．だが，された方はたまったものではない．さらに，相手に危害を加えて面白がる場合にいたると，はなはだやっかいな問題となる．

私心なき傍若無人

地続きの世界では，自分と他人の区別も生じない．ということは，無私なのである．しかしこのことはともすれば見落とされがちである．それどころか，定型者からみると，しばしば傍若無人なふるまいに映る．

vignette

32歳女性．理科系の学部を卒業して，ある研究所に勤めた．配属され

---

[23] Asperger, H.: Die 'Autistischen Psychopathen' im Kindesalter. Archiv für Psychiatrie und Nervenkrankheiten 117 : 88, 121, 1944

たセクションの上司を敬愛しており，本人にとってみれば恵まれた職場環境だったが，5年目のある日，その上司は，思いあまったように，「僕には君の面倒はもうみられない」と告げた．そのあとから抑うつ的な気分変調が出現し，まもなくして彼女は退職した．

その後，文科系の大学院に再入学したが，研究所時代のことをいくらふりかえっても，なぜ上司にそのようなことを言われたか，思い当たる節はなく，謎のままであった．

あるとき，電子機器の操作が苦手な教員から，研究の手伝いを頼まれた．当初は重宝され，周囲からはいいように使われていたようにもみえたが，苦にすることもなくこなしていた．ところがある日，教員から「もうこなくてよい」と突然言い放たれた．

また別の研究者から，実地調査に同行を求められ，何くれとなく世話を焼いていたところ，3日目になって，帰るように命じられた．

この三つのエピソードがどのようなものであったのか，実情はよくわからない．熱心さがかえって相手には負担になったのかもしれないし，自分の仕切りでやりすぎたのかもしれない．知らぬ間に他人の領分へと，結界を越えていたのだろう．

この女性は，診察場面では，治療の構造をわきまえている．時たま，おせっかいらしきものが差し挟まれることもある．あるとき，医師が彼女の「易きに流れる」という発言を「安きに流れる」と誤ってカルテに書いたのをみとがめて指摘したことがある．またあるときには，「睡眠・覚醒リズム表」を渡され，記録するように指示されたところ，次の回には，より見やすいレイアウトを五パターン作成して，「よろしければ使ってください」とファイルを手渡した．

こうした彼女のふるまいには，得意になっているところも，相手を馬鹿にしたようなところもない．また見返りを求めたものでもない．私心のないことはすぐにわかる．ただ，もっと枠のない状況や，接触が密な場合には，相手には押し付けがましく感じられ，齟齬が起きることがあるのだろう．

知識としての社会常識を知っていても，周囲とのあいだに知らぬ間に溝ができ，気がついたときには，もはや取り返しのつかない事態になっていることもある．行き違いが確認されないまま，いきなり関係が破綻するという悲劇も起こりうる．

　森口奈緒美は，中学時代に自分をことあるごとに「卑怯」呼ばわりした同級生に，後日手紙でその理由を問いあわせたところ，「理由はわからないが，なぜか腹が立つ」といった返事が返ってきた．別の同級生からは，「人間にはどうにもならないこともある」という意味の回答があったという[24]．

　私心なき傍若無人はASDの人たちがいじめをこうむる大きな要因となっているが，成人臨床でも事情は同じである．ASD臨床では，実は悪意のないことを見落とさないことが大切である．

vignette

　　ある女性の前任者から仕事を引き継いだ男性は，彼女の作り上げたエクセル（表計算ソフト）で数千行にもおよぶ細密で膨大なデータの取り扱いがさっぱりわからず，最初の1年間は茫然とPCの前に座り続けていたという．一度問い合わせてみたが，洪水のようにまくしたてられる説明が理解できず，「こんなこともわからないの」といわんばかりの対応に，すごすごと引き下がるよりなかった．当時の彼は，感情というものが枯れ果て，力なく笑うよりないような状態であった．上司が気づいて面談したが，「前任者が優秀すぎた．自分のような能力のない者には到底キャッチアップできない」と繰り返すだけだった．
　　2年目になって，ようやく自分がどういう事態におかれているか具体的に話せるようになり，「前任者のやり方が自己流で，あまりにも凝りすぎていたことが問題なのかもしれない」と思えるようになった．それでもなお，喜怒哀楽のわかない状態が続いたが，3年目になって，ようや

---

[24] 森口奈緒美『平行線―ある自閉症者の青年期の回想』ブレーン出版，2002．p.41

く闊達な笑顔が垣間見られるようになり，データをすっきりとした形に書き直すことができた．

　もう一人の男性は，その女性と同じ業務を担当していたが，わからない点を質問しようものなら，それに対する回答とともに，仕事に対する姿勢を徹底的に問われるはめになった．メールでの問い合わせに変えたところ，誤字脱字の指摘から始まり，膨大な量の説明と批判の文章が返ってきた．その男性もASD的傾向があり，以前は仕事でストレスをこうむると，壁を蹴飛ばしたり，爪で自分の腕を傷つけたりする性癖があったが，それがまた再燃した．

　二人の男性「被害者」によると，彼女から攻撃を受けると，あたかもサイボーグによって蹂躙されたように感じるとのことである．同時に，それでも彼女には悪意はないという．奇特なことに，私心のなさに気づいていた．しかし一般にはそれほど容易にわかることではない．

　ASDの地続き構造がもたらす「私心なき傍若無人」は，それに直面した者には，侵害されたか，さもなくば自分の存在がまったく無視されたように受け取られる．そして，言うに言われぬ恐怖，あるいは嫌悪を駆り立てる．

　その恐ろしさは，悪意をもった他者から受けるものとは異質なものである．我の強さによるものでもない．アスペルガーは自閉症児が「まるで家具をいじるように，人に指を這わせる[25]」と述べているが，そのとき，こころもまた指を這わせられるのである．

　sympathyのチャンネルは，定型者には失われている．そしてノスタルジーを喚起させる．だが，ドナ・ウィリアムズの記述が示すように，ASDにおいても，ともすれば刹那的なものにとどまる．相手がドナのことを「知ろうとし始めた」途端に，交感のチャンネルは閉じられてし

---

[25] Asperger, H. : Die 'Autistischen Psychopathen' im Kindesalter. Archiv für Psychiatrie und Nervenkrankheiten 117 : 125, 1944

まうのである．ましてや情動労働（こころを介した働き）を強いられる仕事，あるいは学校生活では，彼らの sympathy は萎縮してしまうことになる．

8章
「司令塔」のない自己──被影響性について

　ASD は自他未分の世界にいる．こころに固有の志向性はまだ発達途上である．

　定型者がこうした個体と接点をもつとき，しばしば取りつく島のなさや，文字通り傍若無人の侵入にうろたえる．そのために，さまざまなフリクションが引き起こされることになる．

　のちに志向性がめばえ始めたときに，相互性が育まれないと，こうした現象に一層拍車がかかることになる．従来，アスペルガー障害やPDD の積極奇異型と呼ばれてきた群で顕著にみられるものであり，目につきやすい現象である．

　他方，気づかれにくいのは，ASD が周囲からの影響をこうむりやすいという側面である．「自閉」や「孤立」と形容される彼らのあり方のデフォルトからは，なかなか想像がつきにくい．

　確かに，コアの自閉症の場合には，かかわるポイントさえなかなか見出すことができない．だがそれでも，唐突に引き起こされるパニック，秩序が乱されることへの鋭敏な反応などは，彼らが決して周囲に不関ではないことを物語っている．

　それどころか，ASD が影響を受けないというのは，端的に誤りである．前章で検討した「地続き性」という体験構造を念頭におくなら，理解するのはそれほど困難なことではない．とりわけ成人 ASD の臨床では，この被影響性に苦しむ事例にしばしば遭遇する．

文脈からのデカップリング

あえて自己に「重さ」のようなものを想定するなら，ASD の自己質量は軽い．容易に影響を受け，染まり，翻弄される．

綾屋紗月は，自身の特性の一つとして，「キャラ」によって侵入されやすいことをあげ，それを「司令塔」が不在であることによるとしている．

> …「自分」とは，キャラよりもさらに高次の，人のもついくつかのキャラをも統治する「司令塔」といえるような存在なのではないかと思う．「司令塔」とは，文脈とセットになったキャラとは異なり，文脈にかかわらず一貫して自我の最上位に鎮座し，私の所作やキャラが信念から外れていないかどうかを見張りつづけている存在といえるかもしれない[1]．

「自分」=「司令塔」とは，そのつどの文脈とセットになったキャラではなく，その上位に一貫して鎮座するエージェントのことである．これまでの議論から明らかなように，それは ϕ に由来する．ϕ はあたかも虚焦点のようなものとして，われわれの経験に付き従い，それを束ねている．経験が最終的に準拠する地点である．それは中身をもたず，ただ「自分」というタグを付けるだけである．だがこのタグによって，経験は「私の経験」としてまとまりあがる．

ϕ は実質をもたない．だが「自分」という極を与える．ASD の人は，一見「我」が強いようにみえて，そうではない．むしろ「我」は希薄である．「私」と「世界」，そして「私」と「他者」が，まだしっかり分極していない．我が強いようにみえるのは，地続きの世界のなかに入り込んでしまったとき，入り込んだ者がそのように感じるのである．

---

[1] 綾屋紗月，熊谷晋一郎『発達障害当事者研究—ゆっくりていねいにつながりたい』医学書院，2008，p.110

広沢正孝[2]は，ASDの精神行動特性として，「自分というものがない人のよう」という特性を挙げている．彼らはしばしばかぎられた範囲の事柄に対してかたくなな自己主張を行う反面，ひとりの人間としての総体的な見解や一貫性を問われると，困惑を示し，「自分というものがない」という印象を周囲に与えると指摘している．

φは実質的な内容をもたない．ただ「自分」ということだけを指し示している．綾屋のいうように，司令塔であるφは，文脈とセットにはならない．逐一なっていたら，その機能を果たしえない．文脈からデカップリングしており，文脈のなかに溶解しないのである．

文脈がわかるということと，文脈に溶解することは異なる．文脈がわかるためには，文脈を抜け出して，それを相対化する視点が必要である．どっぷりつかり込んでいてはみえてこない．そこから身を引き離すための，φのような機能が必要である．φは文脈や状況に依存しない．文脈や状況が変わっても自分は自分であるという一貫性を与える．

文脈のわからなさ

「文脈がわからない」というのは，ASDのポピュラーな心理特性である．それには二つの対照的な現れ方がある．

一つは，そもそも文脈というものがわからない場合である．いわゆる「場の空気が読めない」などといわれるような現象として，よく知られている．場違いなやり方で突き進み，周囲を驚かせたり，顰蹙をかったりする．あるいは，無人の野を行くがごとくとなり，周囲は困惑し，茫然とただ手をこまねくばかりとなる．

今一つは，文脈のなかに溶解してしまう場合である．文脈に染め上げられてしまうのだが，かといって，文脈を把握しているわけでもなく，

---

[2] 広沢正孝『成人の高機能広汎性発達障害とアスペルガー症候群—社会に生きる彼らの精神行動特性』医学書院，2010, p.85

気づいてもいない．そして知らぬまに押し流されてしまう．このパターンは，本人だけでなく，周囲からも気づかれにくい．

二つのパターンはしばしば混合して現れる．

vignette

　21歳女性．中学時代から気分の変調があり，アームカットによる自傷を繰り返し，周囲からは引かれて，孤立していた．大学に入ると，学友達が心配してくれるようになり，それとともに交友範囲が広がって，サークルに所属して，委員を務めたりもした．

　だがあるとき，「言葉に出さないでもみんなが知っている約束事があることに気づいて，ショックを受けた」と泣きながら受診した．高校のときまでは，そもそもルールがあることさえ知らなかったという．それ以後，「人の言うことの裏を考えてしまったり，いちいち影響を与えられて右往左往してしまう」ようになり，一時おさまっていたアームカットが再燃した．

ASD者が，孤立したあり方から，にわかに周囲を気にし始めると，翻弄(ほんろう)されるようになる．これは青年期から成人期にかけて事例化する際の，一つの典型的なパターンである．そのとき，「どうも周囲の人たちの間には暗黙のルールのようなものがあるらしい」ということに気づく．それは，驚きとともに大きな哀しみをもたらす．そして「暗黙のルール」とは何であるかを知ろうとする苦闘に引き継がれる．

暗黙のルールはどこにも書かれてはいない．とはいっても，いままでのように，言われたことをそのまま受け取っていてはいけないらしい．ここでASDはつまずく．「人の言うことの裏」を考え始めるが，うまくいかない．

彼女の前には，いくつかの可能な意味の選択肢が与えられるが，どれが正しいかは確率的にしかわからない．どれにも可能性はあり，不確実，さらには疑心暗鬼のなかに立ちつくす．

定型者も，似たような状況に陥ることはある．だが，言われたことの

意味について，複数の可能性が並立することは，それほど起きることではない．というのも，言われたことは，平叙文や命題として示されるのではなく，言語行為 speech act として感じられるからである．つまり志向性への直観が働く．そしてそれに応答する．

「心の理論」でみたように，ここでも ASD 者は，直観でわかるべきことを，推論で代償しなければならない．アスペルガー[3]の用語を用いるなら，「本能的」に身につけるべき「自明性」を，「知性」でカバーしなければならないのである．そもそも定型者も，暗黙のルールが何であるかなど知っているわけではない．示し合わせているわけでもない．知らないのだが，知っているかのようにふるまっている．それゆえに「暗黙」なのである．

彼女には，文脈は依然としてわかっていない．過敏にはなっているが，あいかわらず謎のままである．ことばのなかに，あるいはことばの裏に読み取ろうとするが，うまくいかない．

こうした文脈理解の試みは，表情や身ぶりなどのノンヴァーバル・コミュニケーション non-verbal communication にも適用される．ASD 者は，それをヴァーバル・コミュニケーションに準じて，コードによって知的に解読するというやり方で代償していくことになる．

染まりやすさ

もう一つの問題は，「いちいち影響を与えられて」という表現に示されている「被影響性」である．彼らはことばを真に受けてしまう．字義通りにしか理解できない．そして，相手のことばが，その意図がわからぬまま，深く入り込んでくるのである．文脈やニュアンスがわからないので，即物的な侵入感がある．

---

[3] Asperger, H.: Die 'Autistischen Psychopathen' im Kindesalter. Archiv für Psychiatrie und Nervenkrankheiten 117 : 103, 1944

vignette
> 25歳女性．手がかからない子どもだったが，中学時代に成績が落ちたときに，父から「どうして成績が悪くなったのだ」といわれ，そのとき以来，「ものごとには理由がなければならない」と考えるようになった．最近では，朝になると，その日の計画を立てるようにしている．一つ一つの行動には目的がないといけないと考えている．ところが，「あれをして，これをして」と考えていくうちに，結局最後には死ぬことになるので，何もする気がしなくなるという．

また，先の事例の「右往左往してしまう」という言葉に示されるように，入ってきたことばに動かされてしまう．ドナ・ウィリアムズは，自分を虐待する母の言うことを聞くまいとしつつも，母の「お父さんはおまえをじろじろ見ている」ということばを信じ込み，せっかく彼女にじっと耳を傾けようとしてくれた，そして絵や詩をほめてくれた父を，遠ざけてしまった[4]．

ドナにとって，自分になることが自分の消失と常に背中合わせだった．何人もの，同じにおいのする男性とめぐり合いながら，親しくなり始めると，そこから逃げ出す．自分が自分でなくなる恐怖が生まれてくるのだ．ただ，自分が自分であることをかたわらで認めてくれているうち，あるいは自分の言っていることをただ聞いているだけの関係のうち，安心してとどまることができた．

他者からの被影響性はさまざまな局面でみられる．綾屋[5]は，ある人のまねをすると，その人そのものになる．他人には，ものまねがうまいといわれている．あるいは誰かがある人を，いかにも障害者をみるような目でみていると，彼女もまたその人を，いかにも障害者をみるようになり，それが数日続くという．あるいは，はじめのうちは別の考えを

---

[4] Williams, D. : Nobody Nowhere. Doubleday, 1992, p.68（河野万里子訳『自閉症だったわたしへ』新潮文庫，2000, p.184）
[5] 綾屋紗月，熊谷晋一郎『発達障害当事者研究—ゆっくりていねいにつながりたい』医学書院，2008, p.110

もっていたが，他人の意見に染まってしまい，最初から自分はそう考えていたのだと思い込んでしまうこともある．

こうした被影響性によって，ASDと他者との間に，支配/被支配の関係が結ばれてしまうことがある．あるASDの青年は，高圧的な上司との関係を，「DV妻状態でした」と異動後に語った．普段は自分の意見を曲げず，「強情」と評されていた彼が，逃げることも戦うこともできず，ひたすら服従していたのである．だがその当時は，周囲がその隷属状態に注意をうながしても，まったくそれを認めることはなかった．

虐待やいじめの事例のなかには，ASD者がその被影響性のために陥り，そこから抜け出せない事例がみられる．被害者・加害者の双方がASDの場合には，その関係は極端なものとなりがちである．不本意な性関係を結ばされるASDの女性もいる．

被影響性の要因の一つとして，デカップリングする能力の問題がある．

vignette
> 24歳男性．大学に入ってから，友人に独善的であることを指摘されて以来，ことあるごとに，相手の言った意味を確認するように心がけるようになった．
>
> 大学院の論文作成にあたって，教員の指導内容がよく理解できないため，ボイスレコーダーにとって逐一確認したところ，教員の不興をかうことになった．一つ一つのことばにこだわったため，教員にしてみれば，からかわれているようにも感じた．本人の方は，教員が感情的に反応したため，さらに混乱し，言われたことにちょっとした矛盾があるだけで，どうしていいかわからず，立ち往生してしまった．

親や教師の言うことなど，矛盾に満ちている．青年や子どもは，不条理に憤ったり，反抗したりすることもあるが，話半分にして聞き流すことを覚えるようになる．これもまたデカップリングであり，括弧にくくるということである．それによって，相手からこうむる影響を和らげた

り，遮断したりすることができる．

　他方，親や教師にとってみれば，自分の言ったことが話半分に受け取られること，つまりデカップリングされることは織り込みずみである．すべてそのまま受け取られたら気味悪く感じるだろう．「なんで俺の言ったことがわからないのだ」と憤ることもあるが，逆に字義通りにすべて真に受けられると，かえって面喰う．「勝手にしろ」と言い捨ててはみたものの，勝手にされたら腹が立つものである．

　フリス[6]は，日本のあまのじゃくをASDの類型として取り上げている．染まりやすさとは対極にあるようにみえる現象であるが，おそらくは被影響性に対する対処なのだろう．

規則に染まること

　ASDの被影響性は，時として生き方自体に及ぶことがある．

vignette

　　25歳男性．大学院生．毎回のように「人生をまちがえた．今の勉強をやっていてもどうなるものでもない」と語る．ひとり言のように話し，取りつく島はない．専門外の哲学に親しみ，本業の方には身が入らない．家では「なぜ生んだのだ」と母をなじることもある．その母は，寡婦として苦労をしたはずなのに，すさんだところがなく，本人によれば，「公家のようなたたずまい」をしている．

　　本人によると，小さい頃は，好き勝手にふるまっていたという．知的に秀でた少年であり，小学生の頃は授業が楽しくて，休み時間がつらかったと回想している．

　　中学時代になって，自分は人とどこか違うと感じるようになり，それ

---

[6] Frith, U. : Autism Explaining the Enigma, 2nd edition. Blackwell, 2003〔冨田真紀，清水康夫，鈴木玲子訳『自閉症の謎を解き明かす』東京書籍，2009, pp.51-52（日本語版のみに掲載）〕

までは関心を向けたこともなかった同級生達の行動を観察し始めた．その結果，「勉強することは悪であり，規則を守らず，地べたに座り込んで騒いだりするのが正しい生き方である」という結論に達した．そして勉強を放棄し，わざと遅刻をするなど，生活態度を百八十度転換した．

　高校に進学してからも，その方針を踏襲し続けたが，卒業を目前にして，それが誤りであったことに気づき，愕然とした．これから受験勉強を始めるにしても，何年も浪人することになるので，それでも格好がつく一流大学に入らなければならないと猛勉強を始め，三年後に目標とする大学に入学した．

　彼が周囲との違和を感じたとき，学友たちは自分たちを束縛する個々の規則を破ってみせることを一つのならわしとしていた．彼はそれをみて，違和を解消するために，そのならわしを取り入れようとした．だが，すっかり取り込まれることになる．

　しかも，それで彼の疎外感が解消されたわけではない．決定的に異なっていたのは，周囲の学友は，規則に従うということがすでに身についているということである．彼らは身についたところから，あえて個々の規則を侵犯しているのである．そうでなければ侵犯することに意義は見出せない．そして，みかけはどうあれ，内面には葛藤を抱えている．

　ところが彼の場合は，個々の規則を侵犯している学友のやり方を採用しただけである．規則に従うということは知識としてはあるが，身についていない．それゆえ，学友達のように逆らうこともできない．彼にとっては，逆らうのも一つの規則であり，採用するかしないかの問題となる．いったん採用したら，文字通りに受け入れ，文字通りに実行する．そして取り込まれてしまう．サボっているようにみえて，いつでも挽回できる程度には勉強をしておくなどという器用なことはできない．

　ある規則を守るかそれとも破るかが選択肢となるのは，そもそも規則というものが身についたあとのことである．後者の規則は，選ぶことはできない．それはトイレット・トレーニングを考えてみるとわかる．しかるべ

き場所で排便するという決まりは，選ぶことができない．そうするよりないという形で，身体で覚え込まされるものである．覚え込むことができなかったものは，法の枠外に去ることになる．まさに「法外な人」となる．

ASDの行動が，結果として規則や法を侵犯する際，当人には侵犯しているという意識をともなわず，まさに無人の野を行くがごとくになることがある．前章でとりあげた「私心なき傍若無人」がそれにあたる．

その場合，法があるということ自体が意識されていない．それゆえ葛藤も生じない．十一[7]は，犯罪をおかしたASD者の特徴として，事件を隠蔽したり，審判に有利になるような画策をしないこと，そしてきまりの悪さや羞恥の念を示さないことなどを挙げている．

学友たちは，学校生活の規則を身につける時期をすでに終え，それに対して全面的に服従するわけではないという反抗の段階に進んでいた．そうした時期になって，彼はようやく規則のようなものがあるらしいことに気づき始める．しかし周囲は，そうした規則をすでに前提として動いている．それゆえ彼は，いきなり応用問題から始めなければならない．そうして彼は，「規則を侵犯することが規則である」という奇妙な結論にたどり着いたのである．

周囲に合わせようとしたあげくの果てに，彼は進むべき道を踏み外してしまう．その結果，それを取り返すのに大変な努力と時間を要した．そして今や悔恨と不決断のなかにいる．

彼が自分の進路に関して不決断にならざるをえないのは，一度何かを採用したら最後，それに運命を全面的にゆだねてしまうという経験をしたからだろう．文脈を相対化できないために，いったん採用すると，そこから距離をとることが困難である．並列する選択肢の前でたたずみ，決断できないことは，ASDでしばしばみられる強迫のパターンの一つである．

---

[7] 十一元三，崎濱盛蔵：アスペルガー障害の司法事例―性非行の形式と動因の分析．精神神経学雑誌 104：561-584, 2002

解離現象

　ASDのもつ被影響性は，女性例でより顕著に認められる．そして解離との親和性をもつ．φが未形成であることを考えれば，解離性の病理が多いのは当然の帰結である．

　もう一度綾屋の引用を振り返ってみよう．彼女の経験世界のなかには，最上位の司令塔＜φ＞がない．そのかわりに，そのつどの状況に応じて「他者からパターンをインプット」される．この他者のパターンに該当するのが，所作やキャラである．

　このあり方を模式的に示す．定型者の場合，場面から独立したφが最終審級としてあるかのごとく，経験が束ねられる（図8-1a）．それに対してASDではそのつどの場面に応じて，その場かぎりの中心が形成される．あるいは断片的な行動のパターンが取り込まれる．だがこれらを大域的にまとめ上げる自己が未形成である（図8-1b）．

　この侵入の現象は，不随意に起こり，反射的にそうなってしまうのである．そして自分が乗っ取られてしまうような事態となる．

　他方で，ほどけやすい．他人の所作や特定の文脈と結び付いたキャラは，その場が終わればほどける．ただし，いつほどけるかは自分でコントロールできない．

　綾屋[8]は，話者に集中して話を聞いていると，15分もたたないうちに，相手の筋肉の動かし方や手の動かしかたが，カメラの連続シャッターを押すように記録されるようになる．すると自分が今まで使ったことのない筋肉を動かしているのに気づく．相手の表情が侵入してくるのである．また，ドナ・ウィリアムズは，人の目をのぞき込むと，自分がなくなってしまい，そのつど出会った人になってしまったという．

　もう少し大きなまとめ上げのパターンが「キャラ」である．彼女のな

8　綾屋紗月，熊谷晋一郎『発達障害当事者研究―ゆっくりていねいにつながりたい』医学書院，2008，p.104

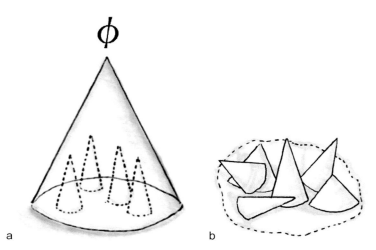

図 8-1　ASD の解離傾向
ASD の場合，その都度小さなキャラが立ち上がり，定型者のように〈φ〉によって大まかに統合されない．

かには，中心部の自我を取り囲むように，さまざまな自分の周囲の人たちのキャラがゴンドラのように存在しており，侵入してくるのである．彼女の場合，本来の自分のキャラが消えるわけではなく，侵入してきた他者のキャラが大きく膨らんで，押しつぶされそうになる苦しみがある[9]．ただし，彼女自身もまたキャラである．司令塔である φ を芯とした大域的（おおまか）なまとまりには至っていない．

　キャラのスケールと持続については程度の差がある．さらに大域的（おおまか）なまとまりをもつと，別人格のようなものに発展する．ただし，この場合も，本来の人格（主人格）となるべきものが十分形成されていない．その点において，オーソドックスな解離性障害と異なる．

---

[9] 綾屋紗月，熊谷晋一郎『発達障害当事者研究――ゆっくりていねいにつながりたい』医学書院，2008，p.110

対処としての解離

どのような症状にも防衛的な意義があり，解離も例外ではない．それどころか，ASD が生き抜くために活用されることもある．解離にかぎらず，ASD の場合，定型者と比較して症状の自我異和性は軽い．というのも，症状が症状としてきわだつためのベースとなる自己が未形成だからである．

綾屋の報告が示すように，最上位の司令塔にあたる自分がないと，そのつどの状況に応じて，「キャラ」が呼び出される．一貫性は犠牲になるが，その場をしのぐことは可能である．通常，こうした解離現象は不随意に起こるが，場合によっては，あたかもディスポを付け替えるように半ば意図的に選ばれることもある．さらには，積極的に役作りに取り組む場合もある．

vignette

21歳の女性．彼女は，毎朝出勤する前に，「今日は男でいくか，それとも女でいくか」を決める．そしてそれに合わせて服装をアレンジして，役作りをする．男になる日の方が多いのだが，それは男の方が，人間関係がはるかに単純で楽だからである．ちなみに，彼女はモノマネが上手で，モデルになりきることができるという．声優としてアルバイトをしていたこともある．

その彼女が，精神的に危機的な状況に陥った際，いきなり自衛官になると言いだし，資料を集め始めた．「自分のような給料泥棒が生きているのが申し訳ない」からだという．身長が規定に満たないため，背を伸ばす方法を調べたが，無理だとわかり断念した．翌週になると，今度は「お笑い芸人になる」と真顔で決意を表明し，オーディションの準備にとりかかった．

ドナ・ウィリアムズ[10]は,「自分」というものが育つまで,仮の人格をペルソナとして利用した.

ドナのペルソナとなった代表的な人格は二つある.ウィリーは2歳ごろに彼女の世界に登場し,キャラクターになりきって外の世界で演じる役割を担った.その際,おうむがえし(エコラリア)を積極的な武器として活用したという.もう一つはキャロルという人格である.ドナが5歳のときに,キャロルという女の子に一度会ってから,「私自身がキャロルになった」.キャロルはもっぱら他者を受けとめる役割を担う.このツートップが,ドナのファサードとなって世の中とかかわり,ドナを保護した.ただし,このペルソナの背後に,ドナの固有の人格があったわけではない.「ドナは消えていたのだ」と,彼女自身が言っている.

距離のめばえ

そうなると,ドナの自伝の信憑性が問題になるかもしれない.確かに一定の事後的なバイアスがかかっていることは否めないだろう.だがそれはドナにかぎったことではない.自伝とは単なる事実の羅列ではない.程度の差はあっても,そこにはかならず物語(フィクション)が形成される.

むしろこうした物語形成はASDが苦手とするところである.たとえばWAIS(ウェクスラー成人知能検査)-Ⅲでは,絵画配列において低得点を示すプロフィールを示すことが多い.あるいは彼らの生活歴を聴取してみると,ストーリーが読みにくく,断片的になりがちである.ドナの紡いだストーリーも,波瀾に満ち,そのつど出会う他者の引力に引き寄せられ,ストーミィに進行していく.

ただし,次のことに注意する必要がある.それは,確かにASD者は物語を作るのが苦手であるが,いったんでき上がると,それにすっぽり

---

[10] Williams, D.: Nobody Nowhere. Doubleday, 1992, p.xvii, 9,15(河野万里子訳『自閉症だったわたしへ』新潮文庫,2000, p.24, 42, 58)

8章 「司令塔」のない自己——被影響性について

はまってしまいかねないということである．文脈の場合と同じように，物語からもデカップリングするのがむずかしい．定型者もまた，物語を紡ぐが，それと自己との間には一定の距離がある．決して物語に吸収されない部分が残る．それがまさに自己である．

　ただ，自分の紡ぎ出したストーリーのなかに包み込まれ，合体するというのは，他者に吸引されるのとは異なって，心地よいことかもしれない．たとえば綾屋は次のように語っている．

　現実世界において私が感じる集団のわからなさや不確かさと比べると，オハナシの世界は明解であるため，オハナシが再生されているときは，現実世界にいるときよりもずっと，「自分がたしかに世界とかかわりをもって生きている」「自分はここに存在してもいいのだ」という感覚を強く味わえているかもしれない[11]．

　それゆえ，人によっては，ドナの物語にフィクションの過剰を感じるだろう．だが，そうした問題も含めたところに，ドナの世界がある．そして何より，ドナが自分について語れるようになったという事実が大切である．それは，自分自身に対して距離を作る工夫がもたらした．

　そうしたいろいろなできごとを思い出しながら話す時，わたしはよく自分を，「あなた」と言った．客観的に話していたわたしにとっては，「あなた」こそが，わたしと，わたし自身に対する関係を，論理的に表していたわけなのだ．人は，「世の中」との相互作用の中で，「わたし」としての自覚を深めてゆく．だがドナ自身は，その相互作用を知らなかった．「世の中」とかかわり合っていたのは，もっぱらキャロルやウィリーといった仮面の人物だったからだ[12]．

---

[11] 綾屋紗月，熊谷晋一郎『発達障害当事者研究——ゆっくりていねいにつながりたい』医学書院，2008, p.96
[12] Williams, D. : Nobody Nowhere. Doubleday, 1992, p.92（河野万里子訳『自閉症だったわたしへ』新潮文庫，2000, p.241）

一般にASD者は，自分自身についてのよい語り手であるより，よい書き手である．語るよりも書いているときの方が，自分との距離ができるからだろう．それはとりもなおさず，彼ら彼女たちが自分自身であるための距離である．

9 章
認知行動特性

　遠くに島影がみえる．船はだんだんと島に近づいていくが，人影も集落もみえない．無人島だろうか．鬱蒼（うっそう）とした低木の森に覆われている．目をこらすと，周囲から少しだけ突き出た木が一本みえる．上陸して，木を目指して分け入っていくと，塔のようなものに出くわした．高木のようにみえたのは，実は物見櫓（ものみやぐら）だったのだ．とたんに島の風景が一変し，人心地ついた．

　もしわれわれの経験を，目の前のことだけにかぎるなら，事象が次々と現れては消え，変転していく．ただそれだけのことである．事態は流砂のように，刻々と姿を変え，とどまるところを知らない．
　デイヴィッド・ヒュームという哲学者は，イギリスで勃興（ぼっこう）した経験論を極限まで推し進めた人といわれる．そのとき彼が見出したのは，「考えられぬ速さで継起し，永遠の流転と運動である知覚の束」にすぎない自己 self であり，「いくつかの知覚が次々と現れ，過ぎ去り，また現れ，無限に多様な状況を生み出す劇場」にすぎない心 mind であった[1]．
　だが，ばらばらの事象が現れては消えていくだけでは，まだ経験とはいえない．それゆえヒュームは，そこに連合原理をもち込まなければならなかった．事象の寄せ集めが経験になるためには，一定のまとまりをもち，そしてほかならぬ私の経験にならなければならない．

---

[1] Hume, D.: A Treatise of Human Nature. Oxford University Press, 2006（大槻春彦訳『人性論〈1〉─第1篇　知性に就いて』〈上〉〈下〉，岩波書店，1995）

この章では，ASD がどのような認知行動特性を示すのかをみていこう．ただし，その際，次のことに注意する必要がある．それは ASD の個々の特性を孤立してとらえるなら，そのほとんどが定型者にも起こりうる，ということである．つまり，さほど特異的なものではない．とりわけ成人臨床の場合，この傾向は顕著である．

　たとえば，マルチタスクの苦手な定型者はたくさんいる．むしろ得意な人の方が少ないだろう．そのような孤立した所見に飛びついて，短絡的に ASD に結び付けてはならない．認知行動特性についての全体的な見取り図をもち，そしてそうした特性が，どのように当事者の困難にかかわっているかという視点からみる必要がある．

ϕの二つの機能

　認知行動特性を考える上でも，出発点となるのは，ϕの未形成という精神病理である．

　もういちどϕについて確認しておこう．それは他者の志向性（みつめる，呼びかける，触れる）によって触発されたしるし（痕跡）である．それ自体は何の実質もない．ただ「自分」ということ以外の何も示さない．しかし自己は，自己に先立つこのϕを中心にして構造化される．

　認知行動特性とかかわるϕの機能は，おもに次の二つである．

　一つは，事象を経験として束ねる機能である．目の前にあるのは，ただ現れては消えていく数々の事象である．だが，それだけでは，私の経験にはならない．ϕはそれらをあたかも一点に収束させ，束ねあげる「虚焦点」のようなものとして機能する（図 9-1）．

　今一つは，文脈からデカップリングする機能である．いま目の前にあることだけで経験が飽和してしまうのではなく，そこから離脱して，俯瞰する視点である（図 9-2）．

　自閉症の障害仮説の一つに「弱い中枢統合 weak central coherence」が

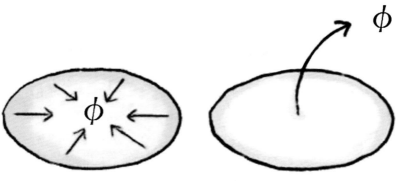

図 9-1　事象を束ねる〈φ〉　　図 9-2　状況を俯瞰する〈φ〉

ある．フリス[2]はそれを全体のゲシュタルトに対する局所の優位，および文脈の弱体化によって説明している．障害を説明する概念としては粗いところが残るが，両者はここに示したφの機能に関連している．φのもつ二つの機能は，密接にからまりあっているが，整理のために，この二分法（「経験を束ねることの障害」と「文脈からのデカップリングの障害」）にそって検討していこう．

経験を束ねることの障害

　φが未形成な ASD では，経験を束ねる機構の発達が遅れる．もう一度ドナ・ウィリアムズの自己描写をみてみよう．

　　…外から取り込んだものはすべて，こみいったチェックポイントのある手続きを経て，解読されなければならなかった．私に話しかける人たちは，しばしば何度も同じことを繰り返さなければならないことがあった．それらはバラバラになって聞こえてきて，私はそれを単語に分解して，奇妙でときには意味をなさないメッセージにしてしまう．…だからわたしの反応

---

[2] Frith, U. : Autism : A Very Short Introduction. Oxford, 2008, pp.90-94

や答えは，たいてい一呼吸遅れてしまう[3]．

グニラ・ガーランドもまた似たような情報処理過程をしるしている．

　私にとっては，自分の内側から，感情や感覚を「手動で」とり出して，それを何か，表に掲げられるような形式に変換するような感じだった．どうして人間はそんなことをすることになっているのか，それさえもよくわかっていなかった．私の感覚や感情は，ひとりでに外に出ることがなかった．…

　ただ，殴られたり顔をこすられたりして泣きださなかったのは，必ずしも，惨めな気持ちを外に出さなかったためではない．私は，後になるまで惨めな気持ちが湧いてこないことがとても多かったのである．実際にいじめられているそのときは，ひたすら，これは何なのだろう，こういうことはなぜ起きるのだろう，と考えることで手いっぱいなのだった[4]．

ボトムアップ型の優位

　彼女たちの情報処理は，ここに示されたように，ボトムアップ型である．起こったことが何かわかるまでに，いくつものチェックポイントを通過しなければならない．グニラは，何度もいじめられているにもかかわらず，「これはいじめだ」というトップダウン型の認知が作動しない．

　定型者の場合も，トップダウン型認知が機能しないときには，ボトムアップ型が採用される．たとえば経験のない新たな局面に遭遇したときなどである．しかし，繰り返すうちに慣れが生じ，そのうちにトップダウン型が機能し始める．

　ASDではまとまりあがり方がゆっくりである．周囲に一呼吸遅れて

---

[3] Williams, D.: Nobody Nowhere. Doubleday, 1992, p.61（河野万里子訳『自閉症だったわたしへ』新潮文庫，2000, p.168）

[4] Gerland, G.: A Real Person: Life on the outside. Souvenir Press, London, 1997, p.101（ニキ・リンコ訳『ずっと「普通」になりたかった』花風社，2000, pp.109-110）

しまう．これは，実際の診療場面もしばしば遭遇する．たとえば，質問をして，応答が返ってくるまでに時間がかかる．迂遠な話し方で，なかなか目的地にたどり着かない．個々の言葉にこだわり，質問全体の意味していることが逸せられる．あるいは，あとから唐突に，こちらとしてはもうすんだと思っていた元の話題に戻るような現象がみられる．

ボトムアップ型の認知は，ノイズの処理が苦手である．なぜなら，関連ある刺激とそうでないものをあらかじめ仕分けることができず，逐一ひっかかってしまうからである．トップダウンの場合には，あらかじめ拾うべき情報が決まっており，それ以外はノイズとして切り捨てられる．

vignette

> 20歳女性．学習の困難を主訴に受診．細部に執着してしまうのでうまくいかないという．そうなると，やらなくてはならないことや，今日が何日かも忘れてしまうようになる．思考も視覚も同じような癖があり，なるべく平板になるようにしている．かと思えば，みんなが片付けものなどをわらわらと始めると，意識がばらばらになってしまいそうになる．

習慣が形成されにくい

ASD者は習慣が形成されにくい．ボトムアップからトップダウンへと，なかなかモードが切り替わらない．

われわれが生活するなかで，まったく同じ状況が与えられることはない．すべてのパラメーターが一致するようなことは，まずないといってよいだろう．それゆえ細部の違いにこだわっていると，いつまでたっても慣れることはない．

習慣とは小異を切り捨てることで成り立つ．そのつどの小さな差異を無視することで，似たような場面がさばけるようになる．習慣は経験から発生するのだが，経験を超えている．多少いいかげんにできているのであり，それゆえに機能する．融通もきけば，応用もきく．

たとえば自転車にはじめて乗れたとする．いったん乗れるようになれ

ば，違う条件下でも，それほどの困難を覚えることなく，乗れるようになる．道路の状態が違っても，自転車の機種が異なっても，体型が変わっても乗れるはずである．いつのまにか，最初に乗れた場面は忘れられていく．

トップダウンがうまく機能しないとき，そのつどボトムアップ方式によって経験を組み上げなければならない．慣れが形成されにくく，そのつど一からやり直しになってしまう．

すでにアスペルガー[5]は，定型児が，社会的に必要な習慣や，日常生活の実務能力を，意識することなく獲得するのに対し，自閉症児は，こうした自明なことを，逐一意識的に，努力して学ばなければならないのだと指摘している．

理念形成の困難

トップダウン型の情報処理のプロセスが作動するためには，「理念」が必要である．理念などというと，なにか仰々しく響くかもしれないが，この場合はごく日常的なことである．

経験が束ねられ，まとまるとき，そこには個々の要素を集めただけではない何かが生まれる．それは大域的(おおまか)なみえであり，大づかみな把握である．あるいは状況に対するさしあたりの判断である．理念とはこうした類のものである．

たとえば，個々の顔面筋の動きからはわからない「表情」というまとまり，クラス全体の「雰囲気」，どう行動するべきかという「指針」などが挙げられる．グニラに欠けていたのは，自分にふりかかったことを，そのつどの小さな違いを捨てて，「いじめ」という理念で括ることだった．

　　私は誰かに十回いじめられても，終われば何事もなかったかのように立

---

[5] Asperger, H.: Die 'Autistischen Psychopathen' im Kindesalter. Archiv für Psychiatrie und Nervenkrankheiten 117 : 103, 1944

ち上がって歩み去ることができた[6].

　理念は個々の認知や行動において要請されるだけではない．もっと大域的なものも，生活する上で必要になる．たとえばそれは，「常識」，「仕事」，「社会」といったようなものである．

　そもそも「常識とは何か」，「仕事とは何か」，「社会とは何か」とたずねられたら，すぐに答えられるものではない．しかし，定型者にとってそれらは自明なものであり，あらたまって考えてもみないことである．そして，それらは理念として，われわれの行動をまとめ上げるべく機能している．

　たとえば「常識で判断しろ」といわれれば，それなりの対応を考えるであろうし，やりたくないことでも「さあさあ，仕事」，「はいはい，仕事ですね」などと割り切れもする．「社会人らしく」などといわれると，何となく襟を正さねばならないと感じる．

　ASDが職場で事例化するときには，段取りが悪かったり，マルチタスクが苦手だったり，不器用だったり，といったことが問題となることが多いだろうが，こうした技能の問題とは別に，「そもそも仕事というものがどういうものかわかっていないのではないか」などと評される場合がある．理念が機能していないことをうかがわせる．

vignette

> 23歳男性．学童期から，どこか自分が人と違っているという意識があり，「自分は世の中でやっていけない人間なのです」，「人として何かが欠けている．子どもにも抜かれている」と訴える．これまで何度となく，汎不安と自殺するのではないかという恐怖にさいなまれてきた．
> 　大学の最終学年になると，「自分は絶対に社会ではやっていけない，落

---

[6] Gerland, G. : A Real Person : Life on the outside. Souvenir Press, London, 1997, p.90（グニラ・ガーランド『ずっと「普通」になりたかった』ニキ・リンコ訳，花風社，2000, p.96）

伍して浮浪者のようになる」という思いが極度に強くなり，たとえば周
　　　囲の会話のなかに「失敗」という言葉を耳にはさんだだけでも，飛び上
　　　がらんばかりの衝撃を受けた．
　　　　あまりにも思い詰めるため，緊急避難的に入院したが，不安・焦燥の
　　　かたまりのような状態がやわらぐことはなかった．就職への恐怖を繰り
　　　返し訴えるため，あえて理由をたずねたところ，「宴会芸をやらされると
　　　思うと，気が狂いそうになります」と真顔で答えた．

　ここでは，社会（就職）が「宴会芸」に短絡している．統合失調症で時折みられる「具象化傾向」と呼ばれる症状に似た言語性の病理である．「仕事」という理念が機能していないので，「宴会芸」のような個別のものに仮託されている．
　なお，この青年は，就職浪人になってから，周囲のアドバイスに耳を貸すようになり，各種の資格をとることに専念して，そののちビル管理の仕事に就職した．

　　　大澤真幸[7]は，ビル・ゲイツや堀江貴文を「まるで遊ぶかのように働いて
　　　いる（ように見える）」としている．確かに彼らには，仕事という理念は通
　　　用しない．彼らがASD圏に入るかはわからないが，ASD者の成功者のなか
　　　には，通俗的な理念に染まらないことが利点となっているケースがある．

　定型者は「なぜ仕事をするのか」，あるいは「なぜ学校へ行くのか」といったことを普段は考えない．ASD者では，こうしたことが，そのつど問題になる傾向がある．考えてみたら，仕事も通学も，それほどあたりまえのことではない．
　理念とは，場を統制するものであり，ϕに似ているところがある．それ自体に実質があるかわけではないが，それがあることによって，経験がまとまりあがる．

---

[7] 大澤真幸『不可能性の時代』岩波書店，2008

ASDの場合，理念をもつと，硬直したものとなりがちである．たとえば「金がすべて」，「何が何でも医学部進学」，「東大にあらずんば人にあらず」など．だが，本来の理念は，上に示したように，柔軟なものであり，臨機応変の対応を可能にする．

並列する選択肢

理念によって経験がまとまりあがらないとき，事象は並列的になる．

たとえば綾屋[8]は，「食べたい」と思ったときには，他のさまざまな身体感覚とともに，「食べたくない」が併存するという．そして空腹なのかどうかもあやしくなる．

定型者の場合は，たいてい「食べたい」か「食べたくない」のどちらかにまとまりあがる．「食べたい」ときでも，あらためて本当に空腹なのかときかれたら，さほどでもないこともあるだろう．もしかしたら食べたくないのかもしれない．だが，こうした場合でも，たとえば「小腹がすいた」とか，「そんなに腹はへっていない」といったまとめ上げ方をするだろう．決して「食べたい」と「食べたくない」が並列するわけではない．この並列化は，しばしばASD者の決断不能や強迫と結び付く．

こうした心性を理解するには，選択肢があらたまって並列的に与えられる状況は，日常生活ではあまり起こるものではないことを押さえておく必要がある．だいたいは，好みや習慣などによって，自動的に処理されていくものである．選択肢があり，それを吟味して，合理的にそこから選択する，というのはタテマエである．あるいは，もっと深刻な問題や，あるいは込み入った事情によって，選択肢を突き付けられることはある．そうしたときに容易に決断できないのは，いたしかたないことである．

ASDの場合に問題となるのは，何気ないことで選択不能になること

---

[8] 綾屋紗月，熊谷晋一郎『発達障害当事者研究―ゆっくりていねいにつながりたい』医学書院，2008, p.26

である．

vignette

> 24 歳女性．ひきこもりがちな生活をしている．あるとき，たまには外でお茶でも飲もうと，駅前まで出かけたところ，カフェが道を隔てて二軒並んでいた．どちらに入ろうかと，行ったり来たりして吟味するうちに，30 分ほど経過し，自分でもあきれてしまって，帰宅した．

目の前に，二軒のカフェがある．しかし，われわれはただその光景を眺めているのではない．みることは，つねに何かをすることと連動している．テーブルの上のコーヒーカップは手にとるものとして，伏せられた本は読まねばならぬものとして，それらのたたずまいは，私にとるべき行動の構図を示してくる．というより，行動は私の認知を方向付けているのであり，理念のような働きをしている．

彼女の場合，二つのカフェは彼女に呼びかけてこなかった．それは，彼女の認知が行動とリンクしていないからではないだろうか．人がいったん立ちどまると，並列した選択肢が現れ，その前でたたずむことになる．

実のところ，選択においては，合理的になればなるほど，選べなくなるというちょっとしたパラドックスのようなものがある．重大なことになればなるほど，そうした傾向がある．だが ASD 者は，日常的な局面で，こうしたパラドックスで立ち往生してしまう．

この並列化という現象は，行動における選択だけでなく，認知においてもしばしば現れる．その際，いくつかの解釈の可能性を列挙するだけで，そこから判断が立ち上がらない．

vignette

> 32 歳男性．学生時代には特に大きな挫折はなかったが，会社に入ってから，うつ状態で二度休職した．はたからみると，仕事はそれなりにできるのだが，社会人としてのふるまいにどこか欠けているようにみえる．

上司や先輩と話すときも，自分のペースを崩さず，何となく横柄な態度にみえて，周りにいる者を気づまりにさせる．

復職してきたときも，彼の分までバックアップしている同僚たちにすまなそうな態度を示すこともなく，それどころか部外者のごとく評論家的なコメントを差し挟んで，顰蹙をかったりした．だが，本人は何ゆえにうまくいかないのか，見当がつかず，それ以前に，うまくいっていないことさえわかっていないようだった．

二度目に復職してから，本人も，なぜ自分が休むことになるのかについて考えるようになり，そのうちに，上司の機嫌がよくないことに気づいた．そこでその理由を考え，自分の過去の会議での発言，プロジェクトの進捗状況，役員との関係，上司の家庭の事情，ローンの返済状況など，自分の知りうるさまざまな要因を列挙した．だがそれらは等価な可能性としてとどまり，列挙するだけにとどまった．自分の過去の発言は，あくまで可能性の一つであり，上司の不機嫌が，自分に向けられたものであることを，明確には感じていないようだった．

文脈からのデカップリングの障害

「木をみて森をみず」―虫瞰図的世界

ここまではφのまとめあげの機能に関連する認知行動特性をとりあげた．φにはもう一つ，文脈からデカップリングする機能がある．＜いま-ここ＞の状況から離脱して，俯瞰してみる機能である．潜望鏡，あるいは物見櫓のような役割を果たす

前章で述べたように，この機能がないと，文脈がわからない．あるいは文脈のなかに迷い込んでしまうことになる．

定型者は，＜いま-ここ＞を相対化する視点をどこかにもっている．現場にかかずらっているときでも，一息つけば，全体の見取り図を描くことが可能である．没頭しているときにも，頭の片隅のどこかに鳥瞰図がある．

それに対して，ASDの世界は現前にはりついている．いま目の前に

あることだけで，経験が飽和してしまう．鳥瞰図ならぬ「虫瞰図」（ニキ・リンコ[9]）とでも呼べるような世界である．高所からみる視点をもたず，つねに至近距離で人やものとかかわることになる．それゆえ近景しか目に入らない．

　虫瞰図的な世界では，「木をみて森をみず」といった事態に陥りやすい．あるいは木を指さしているのに，葉をみてしまう．さらには指に，爪のマニキュアに注意が行く．こうして部分にとらわれる．ドナ・ウィリアムズは，経済的に苦しいからということで，レポートに提出する紙を節約するために，使い古しのタイプ用紙に白い修正液を塗って，その上に手書きで書いて提出した．新しい紙を用意するより，修正液を使う方がはるかに高くつくことに気づかなかった．

　ある学生は，憲法と語学と専門科目の三つの試験を翌日にひかえていたが，憲法の勉強をし始めると，それに夢中になり，書店で専門書を買い求めて徹夜で読みふけった．別の学生は，重要な課題提出の期日が迫っていたが，学園祭の模擬店に出品する工芸品の製作を始めたところ，材料を問屋街に出かけて買い求め，夜なべをして作り続けた．自分でもそんなことをしている場合ではないとわかっていながら，やめられず，到底売りさばくことのできない数の作品を出品することになった．

vignette

> 　24歳女性．精神科クリニックで「境界例」と診断され，気分安定薬が処方された．ネットで調べたところ，肝障害という副作用が気になりだし，それ以後，毎日判を押したように，職員食堂でシジミのみそ汁を注文するようになった．だが，配膳口で受け取ってテーブルまで運ぶ際に，こぼさないようにお椀の喫水線だけを見続けていたため，毎回のように，人やものにぶつかってこぼした．

---

[9] ニキ・リンコ，藤家寛子『自閉っ子，こういう風にできてます！』花風社，2004，pp.65-66

森茉莉は，敬愛する室生犀星からいただきものをしたエピソードについて，次のように書いている．

　私は欲しいものが目に入ると，その欲しいものから目が離れなくなるため，犀星は私の目を見て何度も，「これをあなたに上げましょう」と言って，硝子の壜を呉れざるを得なかったのである[10]．

細部に吸い寄せられてしまう認知は，他方で，定型者には気づかない細部のきらめきをとらえる．たとえば，森茉莉の文が示すぐいまれな描写，とりわけ乱舞するような色彩や，目にも鮮やかな食卓の品々は，想像の産物というよりも，そうした認知特性に由来している．
　定型者が，習慣化され大雑把な把握しかできなくなりがちであるのに対し，ASDでは細部のきらめきが保存されている．あるいは，普通なら見逃してしまうような細部の誤りに気づく．

並列処理の困難

　俯瞰する機能がなければ，日常の実務において，さまざまな困難がもたらされる．そのうちの代表的なものが，情報の同時処理，言い換えるならマルチタスクが苦手であることである．もちろん多くの人にとって，マルチタスクはむずかしいものではあるが，全体を見渡すことができれば，なんとかこなせるものである．

vignette

> 　22歳男性．学生生活で孤立感を深めていたが，あるとき，「人間になるための修業」と一念発起して，パン屋でアルバイトを始めた．
> 　見習いが終わり，店長から，「パンを包むときは，商品の名前を言いながら，お客さまの顔をみて，笑顔で会釈するように」と指示されてから，客の方をみることがうまくいかず，混乱し始めた．客がもってきたトレ

---

[10] 森茉莉『マリアのうぬぼれ鏡』ちくま文庫，2000

イにトングがなかったときには，素手でパンをつかみ，「バゲットは半分に切ってくれ」と客に言われたときには，バゲットの両端を素手でつかみ，膝を支点にして折ったりした．

φがないと，全体が見渡せなくなる．パラメーターを整理するのが困難になり，混乱する．パラメーターが多い現場の一つが臨床である．そのなかでも精神科は群を抜いている．かつて，ハリー・スタック・サリヴァン（Sullivan, H. S.）[11]が，精神科面接の基本を「関与しながらの観察 participant observation」であるとしたように，冷静に観察すると同時に，適度なあたたかみをもってかかわるという二つの機能をこなさなければならない．

ところがASDでは，観察する自分と，実践する自分の間に大きなギャップが生じる．観察するという立場が確保されているうちはよいのだが，いざ実践となると，状況のモニタリングができず，混乱する．しかし本人は，この落差をまるでわかっていないかのように，平然としている場合もある．

vignette

35歳女性．勉強熱心な医師であり，斜に構えて気の利いたことをいうこともあって，同僚たちからは一目おかれていた．だが，彼女のかかわる現場ではトラブルが頻発し，どうしてそうなるのだろうかといぶかられていた．

ある中年男性の入院事例を担当したときのことである．男性は，昇進したのち，過重な負荷から過労状況に陥り，それでもなおがんばった末に，ついには発症したという古典的なうつ病の事例だった．患者は憔悴して，かろうじて診察椅子に身体を支えていたのだが，そうしたいきさつが問診で明らかになると，彼女はにわかに，「なぜそんなに働くの？」

---

[11] Sullivan, H. S. : Conceptions of Modern Psychiatry. New York, Norton, 1953（中井久夫，山口隆訳『現代精神医学の概念』みすず書房，1976）

と詰問し始めた．診察に同席したスタッフは，その場にいたたまれない気持ちになり，早めに診察を打ち切るように介入した．

　この女性は，フリス[12]がアスペルガー障害の一つの類型として記述した「人との関わりは下手だが人には関心がある，話すのは得意だが妙にぎこちない，手際が悪くて実行力がない，変わった分野の専門家」にあてはまる．ただし，「話すのは得意」とはいっても，それは局外者としてコメントするような場面である．一人のプレイヤーとなって，他者との間で臨機応変，当意即妙にしゃべるのはむしろ苦手である．

　あとで上級医師が注意したが，なぜ注意されるのか，わかっていないようであった．おそらく，この医師のなかでは，過労からうつ病になったという，その一点しかみえなくなっていたのだろう．そしてうつ病にとって過労は，糖尿病にとっての暴食や肺癌にとっての喫煙と同一視されていたのである．

スケジューリングが苦手

　俯瞰機能は，現在の状況を見渡すだけでなく，時間軸にそった形でも適用される．経験を現在から解き放ち，過去から未来へ向けての見通しを与える．段取りや手筈を整えたり，スケジュールを組み立てたりするのに役立つ．他方，ASD者は，現在からなかなか離脱できない．

　　私は〈現在〉の中で行動していた．そして，私にとっての〈現在〉というのは，いくつもに小分けされた仕切りからできていた．それぞれの仕切りは，今も，これから先も，互いに何の関連もなかった[13]．

---

[12] Frith, U. (ed.) : Autism and Asperger syndrome. Cambridge University Press, 1991（冨田真紀訳『自閉症とアスペルガー症候群』東京書籍，1996, p.34）
[13] Gerland, G. : A Real Person : Life on the outside. Souvenir Press, London, 1997, p.85（グニラ・ガーランド『ずっと「普通」になりたかった』ニキ・リンコ訳，花風社，2000, p.93）

ASDは並列する選択肢の前でたたずむ．それが選択を方向付ける理念がないことによるのはすでにみた．今一つの理由は，一つのことを選択したあとの状況が想像できないということがある．現在を離脱して，時系列に展開するさまを思い描くことができない．

　「微分回路的」と呼ばれるような認知も，ASDの一つの特徴である．未来への見通しがきかないために，今あることがわずかに変化するのに対して，逐一反応する．全体の流れや状況が，大域的につかめていないので，場当たり的な対応に終始することになる．それゆえマニュアルやアルゴリズムなどで，空間的に見渡せる形で手順を呈示すると，うまく機能できるようになることがある．

　並列処理と呼ばれるものも，ミクロなスパンでスケジュールを組み立てることによってこなすことができる．というより，人間は同時に二つのことができるわけではない．実際には，時系列のなかで，展開していくよりないのである．

　本田[14]は，発達障害者に対して，「コツコツよりも一発勝負」を勧めている．一見すると，型破りな発想にみえるが，確かに時間の区切りがないと，ASD者はいつまでも選択肢の前でたたずんでいたり，細部に引っかかったままでいるかもしれない．期限が迫ってきて，目標志向性がはっきりしてくると，やるべきことが決まり，場が構造化され，そしていやがおうにもやらざるをえない．そして何をやるべきかが決まる．

不意打ちと唐突さ

　時間軸にそったまとめあげが困難であることから，彼らが不意打ちを受けやすいことは想像にかたくない．ただ，不意打ちのパターンが定型者とは異なる．

　定型者にとっては，不意打ちとは，予想外のこと，想像もしていなかった事態にみまわれることである．そうだとすれば，ASD者の経験

---

[14] 本田秀夫『自閉症スペクトラム―10人に1人が抱える「生きづらさ」の正体』SBクリエイティブ，2013, p.200

は，そもそもが不意打ちの連続である．断続的な，切れ切れの場面が起っては消えていくのがデフォルト設定となっている．

そうしたなかにあっても，ASDがとりわけ不意打ちを受けやすいのは，自他未分の世界に亀裂が入ることによる．もっともわかりやすいのは，彼らにとっての秩序が乱されるときであり，同一性保持として，古典的にしばしば言及されるパターンである．

不意打ちのもう一つの源泉は，人間の心理的な動きである．他者のまなざしによってパニックが引き起こされることが示すように，人間の志向性は彼らにとって脅威にほかならない．人間は，自然や動植物にはない，予測しがたい動きをする．ドナ・ウィリアムズの場合には，身体に触れられることと，重たい感情を向けられることが，とりわけ脅威であった．

> 自分では完全にはコントロールできないこと（つまりは他人の意思から起ること）は，私にとってはいつも不意打ちのようで，驚かされる．ショックを受けたり，混乱してしまうことさえある[15]．

一見逆説的なようだが，ASD者が予測の機能を身につけ始めると，不意打ちも増える．通常は，予測と実現されたこととの間には一定の落差があり，そのことは織り込みずみである．思ったことがピタリピタリと当たるような事態になれば，気味が悪い．それどころか，精神病性の不安を惹起することにもなるだろう．

だがASD者の場合，予測が裏切られるたびに，不意打ちとなる．というのも，落差を吸収できる余地（余白）が，まだ十分に備わっていないからである．

他方，定型者からみると，ASD者の行動は，いかにも唐突に感じられる．何かためのようなものがない．前触れや予兆なしに，いきなり始

---

[15] Williams, D.: Nobody Nowhere. Doubleday, 1992, p.61（河野万里子訳『自閉症だったわたしへ』新潮文庫，2000, p.169）

まる．したがって定型者も不意を打たれる．どう介入したらよいかわからないまま，手をこまねいて，されるがままになることさえある．

定型者にとって，唐突に感じるのは，因果関係がつかみにくいからである．因果関係とは，こころが介入するところに発生する．因果は物理的なものではなく，事象の継起しかないところに，連関をつけるこころの働きである．ASD者の行動が唐突にみえるのは，こころを介在させないからである．存外，物理的な，あるいは思ってもみないような計算ずくの理由は見出されるかもしれない．

「一事が万事」

「木をみて森をみず」の裏返しが「一事が万事」であり，木が森になる．ASD者の経験は，目の前にあることで飽和する．それゆえ，些細と思われることでも，いったん引っかかると，すべてを放棄してしまうことにもつながる．

vignette

　　　26歳男性．大学院生．前年，研究が初期段階でうまくいかず，学年が始まってまもない時期に，誰にも相談せず早々と留年を決めた．今年度も，ゼミでの最初の経過報告を前に，些細なことに引っかかって，再び留年しよう考えていた．
　　　ところが同級生から，全然うまくいってなくとも，報告会に出続けることによって単位を取得できた先輩の話があり，「ともかく出ること」を勧められた．それ以降，その助言に従ってゼミの出席を続け，論文をなんとか仕上げて無事卒業した．

この青年の場合，「一事が万事」で，すぐにあきらめる傾向があったが，知人の助言に従う素直さをもち合わせていた．「ともかくも出ること」は，彼にとって「理念」として機能した．

「一事が万事」の認知スタイルにおいては，一つの間違いがすべてとなる．それがその人の経験を染め上げてしまい，ネガティブなことで，

世界が飽和する．いいかえれば，絶望しやすいということである．すぐに留年のような重大事を決めてしまうように，思いつめると，突拍子もない解決を図ろうとすることもある．

vignette

> 22歳女性．予想に反して，留学試験に不合格となった．そのあとから，後輩たちに馬鹿にされることで頭がいっぱいになり，死ぬしかないと思いつめた．インターネットで調べて，犬のリードを購入し，ドアノブに掛けて首を縊ったところ，にわかに意識が遠くなり始めた．「人はこんなに簡単に死ぬのだ」と驚き，あわててリードをはずした．もう一度試みたところ，同じように意識が遠くなり始め，死ぬことを断念した．そののち，別の大学の留学試験にあっさり合格して，そそくさと旅立っていった．

vignette

> 24歳男性．大学院生．強迫性障害にて治療中．「煙草の副流煙で具合が悪くなった」などと，微細な体調の変化に対して因果関係を思いついては，それに執拗にこだわる．就職が決まっていなかったが，大学という環境が自分に悪いのだと主張し，就職のためには留年する方が有利であるという周囲の助言を聞き入れなかった．だがいったん卒業すると，今度は就職に不利になってしまったと，誰を責めるともなく訴えた．
> 　彼は，中学生のおり，一人いた友人とちょっとしたことから仲違いしたあと，世界がおしまいになるとパニックになったことがある．その際，引っ越しをすると強硬に主張し両親を説き伏せたのだが，そのエピソードが自慢げに語られた．

こうした「一事が万事」は，自発的にせよ，偶然にせよ，場面が変わったら途端に解決することがある．解決というより，解消であり，問題自身がなくなる．

希死念慮まで口にして，もしかしたら最悪のこともありうるかもしれ

ないと危惧を抱かせた患者が，その次の診察の際には，そんなこともありましたかというような風情でやってくる場合がある．ともすれば，操作性を感じてしまうが，ASD の場合には，そのつどそのつどがすべてであることを思い起こすべきである．

視点の切り替えの困難

目の前のことで飽和してしまう認知スタイルにとって，視点を切り替えることはむずかしい．とりわけ状況が煮詰まってくると，にっちもさっちもいかなくなる．中根晃[16] は視点の転換の困難を ASD の重要な認知特性として挙げている．

vignette

  21歳女性．回収日の前夜にゴミを出している人がいることを知り，それをまねたところ，運悪く見咎められ，強い叱責を受けた．それ以来，自分のまわりのゴミになる可能性のあるものを溜めないようにと捨て始め，それがエスカレートして，ついには数足あったスニーカーが，1足しか残らないようなことにまでなった．それまで捨ててしまうと外出もできなくなる．それでも捨てるのを止められそうもないというところまできて，仕方なく一時的に実家に退避した．しばらくして戻ったときには，こだわりは消失して，捨てたものを思い返しては嘆息していた．

広沢は，ASD の自己のあり方の一つとして「タッチパネル様」というスタイルを挙げている．あたかもパネルに並んだアイコンをタッチして，ウィンドウが開かれ，そのなかにいったん入ると，他のアイコンはまったく射程外になる．切り替えるためには，アイコンを選択するパネラー，すなわち ø が俯瞰していなければならないが，備わっていないと，自在に切り替えることは困難である．

---

[16] 中根晃：児童精神病理学のアプローチ．児童青年精神医学とその近接領域 36：121-129, 1995

広沢のモデルとなった事例は次のように述べている.

　僕の頭はタッチパネルで，縦横に規則正しくアイコンが並んでいます．そのひとつひとつに重要な内容が入っていて，僕は必要な時に必要なアイコンにタッチするんです．そうするとそこにウィンドウのように世界が開けていき，僕はそこを生きて，そこで仕事するのです．それが仕事人の僕です．…別の部分をタッチすると，そのウィンドウにまた僕がいます．全体としてタッチする順番が決まれば，僕の一日は順調に流れます[17].

　こうした自己の場合，統括者としてのパネラーが維持されているかどうかが問題となる．アイコンのなかに深く入り込むと，そこから抜け出せなくなる．他方で，いったんアイコンから離脱すると，あたかもそんなことなどなかったかのように，徹底的に切り替えられることもしばしば起こりえる．

原点固着（一般化の困難）

　ASD者は，最初の場面と密着に結びつく傾向がある．それゆえ，獲得したものが汎化されにくい．この「原点固着」とそれによる「一般化の困難」もまた，重要な認知行動特性である．

　もう一度自転車を例にとってみよう．最初に乗れたのが，晴れた日の草原で，姉のもっていた機種だったとする．もし原点固着が強ければ，雨の日の乗り方，舗装路での乗り方，他の機種の乗り方をそれぞれ学ばなければならないことになる．あるいは，最初のときの条件でしか，自転車には乗らないということになる．

　古典的な例として，カナー[18]のPaul事例がある．彼はソースパンを目にするたびに，「ピーター・イーター」と叫び声をあげた．それは，2

---

[17] 広沢正孝『成人の高機能広汎性発達障害とアスペルガー症候群―社会に生きる彼らの精神行動特性』医学書院, 2010, p.54
[18] Kanner, L.: Autistic Disturbances of Affective Contact. Nervous Child 2 : 227, 1943

歳のとき,母親がソースパンを落としたとき,「ピーター,ピーター,パンプキン,イーター」という童謡を歌っていたことに結び付いていた.
　ドナ・ウィリアムズは,一般化や応用がきわめて苦手であることを,次のような卓抜なエピソードを挙げて説明している.

　　また,言われたことをただのことばの連なりではなく,意味あることとして理解しても,その理解はいつもその場限りだ.たとえば,わたしは遠足のときに一度,議事堂の壁に落書きをするのがどれほど迷惑でいけないことかという話を聞いた.なるほどと思い,もう絶対に落書きはやめようと,その場では思う.ところがそれからものの十分もたたないうちに,学校の壁に落書きをして,つかまるわけだ.わたしは言われたことと無視したわけでも,ふざけているわけでもない.わたしとしては,言われたこととまったく同じことはしていないつもりなのだ[19].

　ドナは,決まりごとは特定の状況にしか結び付かないという.「私は彼らのルールを尊重していないわけではなく,その場ごとに無数にある彼らのルール全てについていくことができない」.綾屋[20]は,同じと似ているとは違うといい,同じというのは,そのときの文脈も行動も意図も含めて同じでなければならないという.
　グニラ・ガーランドもまた,こうした特性を的確に描写している.

　　自分は,一つの場面で身につけた知識を,自動的に別の場面に適用することができない.それなら,心の準備をするためには,できる限りたくさんの場面を経験すればよい.そう考えたのである[21].

---

[19] Williams, D.: Nobody Nowhere. Doubleday, 1992, p.61(河野万里子訳『自閉症だったわたしへ』新潮文庫, 2000, p.169)(強調原著者)
[20] 綾屋紗月,熊谷晋一郎『発達障害当事者研究―ゆっくりていねいにつながりたい』医学書院,2008, p.166
[21] Gerland, G.: A Real Person : Life on the outside. Souvenir Press, London, 1997, p.143(ニキ・リンコ訳『ずっと「普通」になりたかった』花風社,2000, p.153)

まとめ

最後に，本章で検討した ASD の認知行動特性についてまとめておく．

① 経験を束ねることの障害
- ボトムアップ型優位の認知：ゆっくりまとまりあがる，ノイズに妨害されやすい
- 習慣形成の困難：そのつどいちからやり直し
- 理念形成の困難：アバウトに状況をくくれない
- 並列する選択肢：決定不能におちいりやすい

② 文脈からのデカップリングの障害
- 木をみて森をみず：細部拘泥
- 情報の並列処理が苦手
- スケジューリングが苦手
- 不意打ちをうけやすい・唐突に変化する
- 一事が万事
- 視点の切り替えの困難（切り替えられたら，あっさり忘れる）
- 原点固着（一般化の困難）

10 章
ことばの発生

9か月革命の完成

　再び発達過程に立ち戻ってみよう．
　われわれは，視線触発に始まる9か月革命によって，乳児の世界が劇的に再編されるさまをみた．自他未分であった乳児の世界は，まなざしによって亀裂が入り，自己が切り出された．それに引き続いて，いよいよ言語の習得が始まる．
　ことばの発生は，発達史のなかで，きわめて重要な位置を占める．定型者のほとんどが，いまだことばをもたない時期のことを覚えていない．ことばをもつことによって，それ以前のことは抹消され，言語以前と以後が，明確に切り分けられる．あたかも言語獲得という道しるべは，それによって抹消されたものたちの墓標であるかのようである．そして日々の経験もまた，言語的なものと非言語的なものに分かたれ，前者が意識の前景をおおうことになる．
　この言語による分断によって，9か月革命は完成される．自己と対象，そして自己と他者に分節した世界に，言語が上書きされ，構造はゆるぎのないものとなる．自己は語るものとなり，他方で，世界は言語によって構造化され，語られる対象となる．そして自己の語りは，他者からの応答を受け取り，他者が語りかけると，自己はそれに応答する．
　発達史的にみれば，乳児は9か月革命から言語の習得へという順を踏んで成長する．視線触発による一撃が言語に先行している．だが，もし言語による構造化によって補完されなければ，革命による再編は頓挫し

た可能性がある．そうでなくとも，脆弱な構造を抱え込んだままになるだろう．見方を変えるなら，9か月革命は，乳児が言語の世界に入場するための端緒であり，すでに言語的な契機がそこに含まれている可能性がある．

それだけではない．9か月革命は，言語を獲得したあとからみて，はじめて「革命」として見出される．付け加えるなら，言語以前・以後，言語的経験・非言語的経験といった構造自体も，言語の観点からみた区分である．

ASDの精神病理が，9か月革命と深くかかわるものであるという仮定に立つならば，言語が重要な位置を占めることは論を俟たない．実際，自閉症の研究史においても，言語性の病理が中核にあると考えられていた時期がある．現在，この発想はもはやあまり顧みられないようではあるが，決して乗り越えられたわけではない．

ASDと言語が深くかかわるものであることを示すいくつかの重要な所見がある．一つは，「折れ線発症」が存在することである．自閉症の20～30％が，1歳前後にことばがみられ，1歳半から2歳半までに，いったん出現した言語が消失するというパターンをとる．この群では，言語発達の段階から，目が合わなくなる，呼びかけに応じなくなる，自己刺激に没頭するなど，急速に自閉性の病理が発現する．

今一つは，3歳から5歳の，言語獲得に相当する時期に，自閉症児，とりわけ男児が，最も孤立を深めるということである．言い換えるなら，一番病理が顕著であり，プロトタイプとされる時期にあたる．社会的孤立を重症度の尺度とするなら，3歳以前，あるいは5歳以降の方が軽いといえる．

ローナ・ウィング[1]の「障害の三つ組」のなかに，コミュニケーションの障害がある．その際，言語性 verbal communication と非言語性 non-

---

[1] Wing. L.: Asperger's syndrome : a clinical account. Psychol Med 11 : 115-129, 1981

verbal communication にわけて論じられる．前者は，ことばの不在，代名詞の逆転，特有のまわりくどさ，自己流の使い方などであり，後者は，視線が合わないこと，ジェスチャーの乏しさ，プロソディーの異常などによって代表される．

　だが，言語性と非言語性というのは便宜的な分け方であり，真の対立項ではない．言語を行為としてみれば，両者は一体のものである．そしてASDで問題となるのは，行為としての言語である．

　かつて，カナー型とアスペルガー型を鑑別する際に，言語の障害の有無が重要な指標とされていたことがある．アスペルガー型では言語の機能に問題はないとされていた．だが，言語行為という観点に立つならば，いかに雄弁に語るアスペルガー型の事例も，カナー型と共通の言語病理をもつ．ことばが身体と共鳴せず，そして対人場面に根づいていない．そしてやりとりが成り立ちにくい．この章では，こうしたASDに共通する言語の精神病理を考えてみよう．

ASDは言語を道具として用いている

　ASDには，まったくことばのない中核の事例から，雄弁に語る事例までが含まれている．成人ASDの場合は，通常，ことばをもっており，言語性の病理はあまりめだたない．

　だが，語る能力の程度にかかわらず，ASDに共通の言語病理が存在する．それはいわゆる語用論 pragmatics と呼ばれる水準の問題である．つまり語っている現場の問題である．

　かつてフンボルト[2]は，「言語とはエルゴン（作品）ではなく，エネルゲイア（活動）である」と述べた．この洞察は決定的に重要である．わ

---

[2] Humboldt, W. v.: Über die Verschiedenheit des menschlichen Sprachbaues und ihren Einfluss auf die geistige Entwicklung des Meschengeschlechts. *In*: Werke. Bd. Ⅶ. 1968（亀山健吉訳『言語と精神　カヴィ語研究序説』法政大学出版局，1984）

れわれが言語についての錯覚から目を覚ますために，つねに立ち返るべき原点である．

「エルゴン」ができ上がったものであるのに対し，「エネルゲイア」とはいままさに進行中のものである．フンボルトはエネルゲイアに言語の本来の姿をみる．エルゴンは完結した体系（システム）としての言語である．語るASDにおいては，この水準に異常はない．あるとすれば，いままさに語っている場面においてであり，今しがた「語用論」（プラグマティクス）と呼んだものである．

ではASDにおける語用論の問題とは何だろうか．それは，言語を道具として用いているということである．彼らの言語は，身体に浸透し，身についているという実感を与えない．いわば接ぎ木されたように作動している．おそらくは，身につけるべき時宜を逸したのであり，それゆえ道具のように使わざるをえないのである．

このようにいうと，言語とはまさにコミュニケーションのための，あるいは情報伝達のための道具ではないのかと，怪訝（けげん）に思う人もいるだろう．だがそれは，すでに言語を身につけた立場からの錯覚である．多少使い勝手は悪いかもしれないが，自分は自在にことばを使いまわしているという思い込みのなせるわざである．

もしことばというものを，情報伝達のための道具に限定するなら，しばしばASDにおけるコミュニケーションの範例として挙げられる次のような会話が導かれるだろう．

　　　「お塩とれる？」
　　　「とれるよ」[3]

　　　「お電話番号をうかがってもいいですか？」

---

[3] Frith, U.: Autism Explaining the Enigma, 2nd edition, Blackwell, 2003, p.119（冨田真紀，清水康夫，鈴木玲子訳『自閉症の謎を解き明かす』東京書籍，2009, p.230）

「いいです」[4]

　これは通常「字義通り性 literacy」と呼ばれる ASD に典型的にみられる言語性の病理である.「お塩とれる？」という問いかけは,あなたの手元付近にある塩の入った入れ物をとって,私に渡してください」という依頼である.「お電話番号をうかがってもいいですか？」とは,「あなたの電話番号を教えてください」という要望であり,状況によっては,相手が自分を受け容れてくれるかどうかをテスティングしている場合もあるだろう.

　今しがた述べたように,言語について論じるときには,すでに言語を獲得した地点から,言語をとおして語るという問題がつきまとう.そのとき,言語はエルゴンとして,自分に装備された道具として現れる.ASD の言語性の病理を解き明かすためには,同時に,言語にまつわる常識の嘘を解きほぐしながら論じていかなければならない.

ことばは道具ではない

　もしことばが道具であるならば,われわれの間で取り交わされる会話は,多分にぎこちないものとなるだろう.時には誤解のもとにもなる.

vignette

> 　50歳男性.医師.まじめな人物だが,杓子定規にすぎ,融通が利かない.あるとき,病院が「職員への心付けはかたくお断りします」という貼紙を掲示したところ,それ以降,患者や家族からの付け届けに対して紋切り型の応答で一切拒否し,押し付けられると度を失って,その場でゴミ箱に廃棄するなどした.
> 　のちに管理職に就くと,孤高を保っていたところから一転して,社交

---

[4] Gerland, G.: A Real Person: Life on the outside. Souvenir Press, London, 1997, p.172（ニキ・リンコ訳『ずっと「普通」になりたかった』花風社,2000, p.186）

性を身につける必要を感じ始めた．笑顔を作ったり，話題の提供を試みたりするなどして，職員たちとうちとけようと努力するのだが，いかにも場違いな感じを与えた．

　たとえば，相手の話に「ソレハヨカッタデスネ」などと相槌(あいづち)をうつのだが，まるで機械的に挿入される文言のようである．あるいは，人工的な愛想笑いに加えて「ウフフ」という言葉を添えるが，タイミングがずれており，台本でも読んでいるようなぎこちなさがあった．何か言いかけていたのをいったんやめて，忘れていたとばかりに，「ウフフ」と文言を差し挟んでから，再び話し始めることもあった．

　治療に難渋している事例検討に出席した際に，総評を求められたとき，「トテモココロアタタマルハナシデシタネ．アリガトウゴザイマシタ」と述べた．彼なりにねぎらったつもりだったが，報告者は徒労感にみまわれ，その場で崩れ落ちそうになった．

　言語は道具のようにみえて，そうではない．たとえば眼鏡を例にとってみよう．眼鏡は近視や老眼，あるいは乱視など，視ることについての障害を補うための道具である．その眼鏡がきちんと機能するためには，視力を補正する以外にも，重要な条件がある．それは，使用する人が，それをかけているのを忘れているということである．初めて眼鏡を作ったとき，あるいは新しいものに買い替えたとき，慣れないうちは眼鏡のことがどうしても意識されてしまう．あるいは装着が悪くて違和感を覚えるときも意識するだろう．しかしそのうちになじんでいく．そうでなければ，その眼鏡は道具として不適格である．

　こうしてみると，言語も立派な道具であるといえるかもしれない．われわれは通常，ことばを用いながら，そのことを意識しておらず，考えるときも，ことばを用いて考えているとは思わない．ではなぜ道具とみなすことが問題なのだろうか．

　それは言語が取り外しできないからである．いったん装着したら外せない．付け替えることもできない．そして使わないわけにはいかない．つまり，われわれのなかにあまりにも深く刻み込まれている．

眼鏡はどれくらいわれわれの存在に食い込むことができるだろうか．たとえば100年ほど前にストラットンという人が開発した「逆さ眼鏡」というものがある．自然の状態では，われわれの網膜には倒立像が結ばれるが，この眼鏡をかけると，プリズムの効果で正立した像となり，かけている人には天地が逆さまになった風景が見える．

　実際に試した人たちによると，眼鏡をかけた当初は，上下が逆さまに見え，生活を営むのがはなはだ困難な状態になる．しかしこの状態は長続きしない．数日もすると補正され，また普段の上下の関係が復元される[5]．

　この実験は，われわれの経験が，外界の知覚からは独立していること，また網膜像からも独立していることを示している．それだけわれわれの身体に沁みついた習慣は頑強であり，知覚的現実よりも身体図式の方が経験を構成するものとしてはるかに強力である．最終的には，逆さ眼鏡の存在が最終的には抹消される．つまり眼鏡は，基本的には身の外にある．

　眼鏡の機能と比較するとき，言語ははるかに身になじんだものであり，さらには身に沁み込んだものである．完全に重なり合うことはないにせよ，身体図式と同一視されるようなものである．それはわれわれの意識の系とはかかわりなく自律的に作動する．

　このように徹底的に身についた言語が「母語」である．母語によってわれわれの世界は構造化されている．言い換えるなら，われわれの存在は，徹底的に言語によって棲まわれている．

　いうなれば，われわれの世界は，まず母語によってフォーマット化される．経験は身体とともに，この母語によって構造化されたフィールドの上で展開されることになる．外国語を学ぶときにも，その習得は，母語によるフォーマット上でなされる．

　それに対し，先の事例にみられるように，ASDでは言語が身体に沁み込んでいない．むしろ道具のように，無骨に使われている．ASDの世界は，母語によってフォーマット化されておらず，言語はアプリのよ

---

[5] 下條信輔『「意識」とは何だろうか―脳の来歴，知覚の錯誤』講談社，1999

うにインストールされる．彼らはあたかも外国語のように母語を学んでいくのである．

言語はカタログではない

　もう一つの常識の嘘は，ことばというものが，もの（あるいは意味）の記号であるという考えである．言い換えるなら，物品についたタグのようなものであり，名称目録（＝カタログ）観と呼ばれるものである．道具観と同じく，これもエルゴン＝作品としてみた言語を出発点にとったために起きる誤りである．20世紀初頭にソシュールの言語理論が現れた以後には，決定的に時代遅れのものとなったが，いまだに根強く残っている臆見である．

　第4章（p.66）で論じたように，9か月革命において，指さしが出現する．その際，指さしは，あらかじめそこにある「もの」を指すのではない．指さしとともに，対象が切り取られるのである．同様に，ことばはすでにそこにある「もの」に付けられるのではない．ことばとともに，対象が切り取られ，世界が分節されるのである．ことば以前にあった「もの」というのは，ことばの与える幻想である．

　　抜け上がったように晴れた朝，いつものように出社してきた全盲の青年が，「今日は空が真っ青ですね」と言った．彼は目が見えない．それゆえ「色」という経験をもたないはずである．では，彼は嘘を言っていたのだろうか．そうではあるまい．彼には「真っ青」ということばによって切り取られた，ある「感覚の質＝クオリア」があるのだろう．それはわれわれが日々漫然とみている空より青いかもしれない．

　指さしの場面は，言語獲得の原点である．なぜなら，指さしは一人で行うものでもなければ，黙って行うものでもないからである．
　子どもが何かを指さしたとき，大人はただ黙ってみてはいない．たいていの場合，ことばをかける．「ブーブー」，「デンキ」，「おにんぎょさん」

などなど．大人が子どもに何かを指さしてみせるときにも同様である．黙って指さすことはない．

　この場面で，「ブーブー（車）」が何であるか，大人は子どもに教えない．ただ「ブーブー」ということばで示すだけである．子どもがしゃべることができるようになってもそうである．子どもがまちがって，電車を指して「ブーブー」といった場合，大人は「デンシャ」と訂正する．しかし「デンシャ」が何であるかは教えない．車を指して「デンシャ」といったら，「ブーブー」と訂正する．しかし「ブーブー」が何かは教えない．シニフィアンがシニフィエに先行していることは明らかである．

　こうした言語獲得の現場が示すように，ことばは本来，強い指示作用をもつ．そして共同化される．あらかじめ存在している対象に割り振られる記号ではない．

　　自閉症児のことばに欠けているのが，この指示作用である．たとえばカナー[6]のCharles症例は，ものの名前を覚えるのだが，自分から「これは何？」と聞くことはなかった．つまりことばはものについたタグのようなものであって，まさにカタログ的な言語になっている．

シニフィアンによる切り取り

　ことばの指示作用は，それによって対象を切り取る．言語学的にいうなら，シニフィアン（S：能記：意味するもの）がシニフィエ（s：所記：意味されるもの）を生み出す（S → s）のであって，逆ではない．この強力な指し示しは，自然とは異なった仕方で世界を分節する．

　シニフィアンとシニフィエの間には，自然な関係はない．たとえば「犬」という文字や「イヌ」という音声と，それが意味する犬という動

---

[6] Kanner, L. : Autistic Disturbances of Affective Contact. Nervous Child 2 : 237, 1943

物の結び付きに必然性はない．恣意的である．だが，日本語を母語とするものにとって，犬ということばが何を指しているのかはあらためて考えてみるまでもない．「犬」といえば犬である．つまり恣意性は自明性に転化している．

　人間とその環界の間の不調和をはらんだ関係は，言語のもつ強い指示作用と共同性によって再編され，亀裂は修復される．母語のなかにいる者にとって，ことばと対象の結びつきは自明なものとなっている．ここからカタログ観という錯覚が生ずる．ことばがその指示作用によって切り取ったはずの対象が，ことばより先にあって，それに名がついている，と順序が逆転してしまうのである．

　大澤真幸[7]は，松沢哲郎のグループが行ったサルの認知研究をもとに，人間の言語について興味深い考察を与えている．

　松沢はアイという雌のチンパンジーをパートナーとして，一連の実験を行っている．この「アイ・プロジェクト」と呼ばれる研究は，チンパンジーのもつさまざまな能力を明らかにしてきたが，同時に人間の特異性も浮き彫りにしている．

　大澤が着目したのは，色の名前の学習に関する実験である[8]．これは，色の見本（マンセル色票）をみせて，色とはまったく無関係な図形との対応を学ばせるものである（図10-1）．たとえば黄色の見本が示されたら，黄色に対応する図形を選ぶように学習するのである．訓練の結果，アイはほぼ正しい図形を選べるようになった．さらには色見本にかぎらず，タンポポの花を示されると，アイは対応する図形が書かれた札を手渡すこともできた．

　ところが，あるとき，松沢は思いつきで，逆の過程を試してみた．つまり，図形をみせて，対応する色を選ばせてみたのである．松沢は当然

---

[7] 大澤真幸：近代社会における芸術の精神的位置―動物行動学と精神病理学からの示唆．現代思想 43（9）：63-73, 2015
[8] 松沢哲郎『想像するちから―チンパンジーが教えてくれた人間の心』岩波書店，2011 年

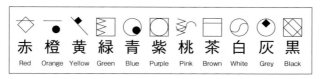

図 10-1　色と図形の対応表
〔Matsuzawa, T. : Colour naming and classification in a chimpanzee（Pan troglodytes）J. Hum Evol. 14 : 283-291, 1985〕

それができるものと思っていた．ところがアイにはそれができなかったのである．

　松沢の実験は，カタログ的言語観に基づいて考案されている．またチンパンジーには発声能力がないため，視覚の連合によって言語能力に代えざるをえないという制約もある．それゆえ，この実験からチンパンジーの言語能力を論じることはできない．むしろ人間の言語がどのようなものであるかを示している．
　大澤はそれについて次のように解説している．チンパンジーは，色である意味 s（概念，シニフィエ）を記号 S（シニフィアン）に結び付けること（s ⇒ S）はできるが，それだけでは逆の，S ⇒ s という対応付けができない．S ⇒ s は，また別に学ばなければならない．それに対して，人間の場合には，s ⇒ S という学習は，言語行為論でいうところの宣言文となる．つまり「これは黄色である」というのは，s ⇒ S であるようにみえて，実は，S ⇒ s となっている．
　大澤は宣言文としているが，言い換えるなら，まさに指し示しが行われている．人間の場合には，「黄色」ということばによって，スペクトラムの中から，「黄色」というまとまりが切り取られるのである．
　他方，チンパンジーにとって図形はあくまで図形である．記号（シニフィアン）になっていない．そして色はあくまで色である．図形によって指示されるものではない．それゆえ意味（シニフィエ）ではない．松沢の実験では，その二つの連合が学習されただけである．S ⇒ s はもち

ろんのこと，実のところ s ⇒ S も達成されていないのである．

自閉症の原初的ことば

　成人例の言語を考える前に，本来の自閉症児のことばについて，手短にふれておこう．コアの事例では，しばしばことばはまったく発せられない．あるいは，分節されない叫びのようなものが，おそらくはパニックとともに，発せられることもある．

　あるいはまた，明瞭な一つの単語だけが発せられる場合もある．たとえばエリック・ローランは，「狼！」ということばだけを発する少年の事例を報告している[9]．この場合，「狼！」というのは，彼の世界に亀裂＝パニックが起こったときに叫ばれる．パニックを鎮撫するための，呪文のようなものである．おそらくは，最初の現場で発せられたものが，反復されているのだろう．

　人間の原初のことばは，情報の伝達以前に，呪術的な力が込められていた．今やそれらは，祝詞や読経，あるいは和歌の枕詞などにかろうじて認めることができるのみである．ただ，幼児のことばには，まだその残滓がみられる．それらは，対象を切り取るものではない．原初の不調和を抱えた人間が，そこで生ずるパニックを修復させるものである．

　ただし，自閉症の場合，その呪術的ことばは共同化されない．また応答を受けることもない．その児だけのマジックワードとして機能しているのだろう．

　日常的なコミュニケーションの局面に即して考えるなら，ASD の言語は不自然であり，拙劣である．だが，ひとたび情報の伝達というものから離れると，彼らは，定型者には失われた感性的なことばのきらめきを示すことがある．たとえばそれは韻律であり，歌であり，そして詩で

---

[9] Laurant, E. : La bataille de l'autisme : De Clinique à la politique. Naverin, Paris, 2012, p.168

ある．そこでは表現と意味はまだ分離されておらず，伝達は問題となっていない．ことばというメディウムのなかで共振する関係がそこに拓かれる．これもまた sympathy の回路である．

成人 ASD のことばの二つの様態

　話を成人例に戻そう．ASD にとって，言語はあとからインストールされたアプリケーションのようなものであり，ことばはものや意味を代理する記号である．

　　綾屋紗月は子ども時代の次のようなエピソードを語っている．ある時，夕食にトリのささみが出た．母に「これは何？」と聞いたところ，「トリ肉よ」といわれた．それから何日かたって，今度はトリの腿が出た．そして同じように質問をしたところ，「トリ肉よ」といわれて，びっくりしたという[10]．

　このエピソードは，ASD の言語が指示機能よりも対象優位であり，対象のもつ属性（この場合は感覚の質）を中心に組み立てられていることを物語っている．シニフィアンは対象に付けられるタグとして，あとから付加される．指示ではなく代理である．こうした成り立ちをもつことばは，属性の変化に対応しにくい．というのも，同じことばが指示する対象は，共通点はあるにしても，すべてが同じ属性をもっているとはかぎらないからである．

　綾屋は，さっぱりしたささみと，こってりした腿肉を，同じ「トリ肉」ということばでくくることに戸惑った．もし，定型者のことばのように，指し示しが優位であるなら，このような混乱は起こらないだろう．腿肉も「トリ肉」と聞いて，一瞬驚くかもしれないが，ただちに「トリ肉」の指し示す範囲が広がり，概念が組み替えられる．そして，それによっ

---

[10] 綾屋紗月（口演）:「発達障害」ブーム再考．2012

て「トリ肉」という概念が，それまでとはまったく別のものになるわけではない．

　ASD の場合，最初に獲得した記号と対象の結び付きに強く固着する．「原点固着」，「現場回帰」として定式化した認知特性が，ことばにおいてもみられる．

　たとえば，テンプル・グランディンは，「下」ということばを聞くと，子どものころやっていた避難訓練で学校のテーブルの下に隠れた様子を反射的に思い出してしまうという[11]．彼女の場合には，その際に，視覚像がともなう．

　カナーの事例 Donald の場合，エコラリアが顕著だったが，あるとき，父は「肩車してほしい？」に対して「肩車してほしい？」ではなく，「yes」と言わせることに成功した．しかしそれ以降，「yes」という言葉は，もっぱら肩車をしてほしいことを意味するようになった[12]．前章（p.173）でも取り上げたが，Paul の症例は，ソースパンのことを「ピーター・イーター」と呼んでいた．母親がソースパンを落っことしたときに，口ずさんでいた歌のフレーズである．

　カナーは，自閉症児の話すことばが，場にそぐわず意味不明であっても，本人にとっては最初の学習の際に特定の事物や場面と結び付いたことばであり，聞き手が努力してその個人的な体験にたどり着けば，なぜそのことばが選ばれたのかわかるという[13]．

　例外的なことだが，テンプル・グランディンは，以下に要約するように，犬のもつ共通の属性を見出すことに成功したエピソードを報告して

---

[11] Grandin, T., Scariano, M. M. : Emergence : Labeled Autistic. Arena Press, 1986（カニングハム久子訳『我，自閉症に生まれて』学習研究社，1994）

[12] Kanner, L. : Autistic Disturbances of Affective Contact. Nervous Child 2 : 220, 1943

[13] Kanner, L. : Irrelevant and metaphorical language in early infantile autism. Am J Psychiatry 103 : 242-246, 1946

いる.

　彼女（グランディン）は，犬がなぜ犬なのか，不思議に思った．犬といってもセントバーナード犬のように巨大な犬もいれば，チワワのように小型の犬もいる．毛の長いもの，毛の短いもの，ヘアレスドッグまでいる．さらにシェパードのように鼻の長いものもあればシーズーのように鼻の短いものもいる．なぜこれらが「犬」という共通の言葉で言われるのか．彼女のとった戦略は，すべての犬の写真を丹念に見ることであった．その結果，グランディンは犬に共通項があることを見いだしたという．それは犬の鼻の穴の形であった．すべての犬に共通していたのである[14].

　グランディンのような知能の持ち主であれば，こうしたことも起こりえるが，たいていの場合はうまくいかないだろう．
　ロッシュ[15]は，カテゴリー（概念）の形成において，典型的事例の重要性を指摘し，「プロトタイプ理論」というものを提唱している．それによると，犬というカテゴリーは，それは自分の経験した何匹かの犬の原型をコアとして作り上げられる．グランディンのように，すべての犬を網羅して，共通の属性を見出すことによってではない．
　おそらく，定型者が犬というものを知るのに，百匹もの犬を経験する必要はない．数匹のうちに，プロトタイプが形成される．一見すると，多くの事例にあたればあたるほど，精緻なカテゴリーができるように思われる．だが，百匹経験するまで判断を保留したら，かえってカテゴリーは立ち上がらない．
　たとえば，ほとんどの人は，「鳥」は空を飛ぶものと思っている．と

---

[14] Grandin, T., Cathrine, J. : Animals in Translation. New York, Scribner, 2005（中尾ゆかり訳『動物感覚―アニマル・マインドを読み解く』日本放送出版協会，2006）

[15] Rosch, E. : Reclaiming cognition : The primacy of action, intention and emotion. The Journal of Consciousness Studies 6（11-12）: pp.61-77, 1999（参考　兼本浩祐：犬がもし操作的に診断されたとしたら．『心はどこまで脳なのだろうか』医学書院，2011, pp.115-125）

ころが鳥のなかには，ペンギンもいれば駝鳥もいる．もし，それらも含めて厳密なカテゴリーを作ろうとすると，かえってうまくいかなくなるだろう．むしろ，日ごろ目にする雀やカラスなどから，ありきたりのプロトタイプが形成されることによって，カテゴリーは緩くまとまりあがる．

認知特性について指摘したように，ASDは大域的な，つまりは大づかみなまとめあげができない．この特性は，彼らの言語特性に由来する．定型者の場合，シニフィアンの指し示しの機能によって，「これが犬」，「あれも犬」という経験を積むなかで，何匹かに遭遇するうちに，コアが形成され，カテゴリーが緩くまとまりあがる．

ASDがカテゴリー形成に困難をもつ場合，次の二つのパターンが考えられる．一つは，最初の結び付きに固着して，汎化しないというあり方である．「これが犬」に張り付いてしまい，「あれも犬」になかなか移れない．

今一つは，共通項を求めるあまり，カテゴリーが形成されないというパターンである．「これも犬」，「あれも犬」，そして「あれもまた犬」という具合に広がっていくなかで，コアが形成されない．グランディンは，「鼻の穴の形」という結論に達する前，犬には「猫より大きい」という属性があるものと思っていたところ，猫より小さい犬に遭遇して，混乱したエピソードを書いている[16]．どれ一つとして同じ犬はいない．それを「犬」として束ねるのが，ことばの機能である．

バナナを受話器とみなすこと――「振り」と「ごっこ遊び」

こころの発達の重要な指標として，ごっこ遊び make-believe play がある．ASDはこの課題を通過することに困難をもつ．

---

[16] Grandin, T., Cathrine, J.: Animals in Translation. New York, Scribner, 2005（中尾ゆかり訳『動物感覚――アニマル・マインドを読み解く』日本放送出版協会，2006）

ごっこ遊びの基礎となるのが「振り pretense」をすることであり，1歳の後半に始まるといわれる．これは言語の獲得を基礎とした能力である．

　振りとは，たとえば石をおにぎりの代わりとして手渡したり，きれいな人形の顔を汚れていると見立てて布でふき取ったり，何も入っていないコップにミルクが入っているかのように飲む振りをするなどのふるまいである．

　レスリー[17]は，バナナを受話器と見立てる「振り」を例にとって，なにゆえに人はこのようなことができなければならないのか，と問いかけている．認知心理学者にとっては，心に抱く表象が，外界の事物と正確に対応するようになることが，人間の認知の発達にほかならない．

　そうした観点からすれば，バナナを受話器と見立てるのは，本筋から外れたことである．それどころか，表象のシステムを混乱させるものとなりかねない．バナナはあくまでバナナでなければならない．ところが，バナナを受話器と見立てることができなければ，定型発達にはならないのである．

　確かに外界の事物を正確に把握できなければ，生存にかかわることになる．生き延びることからみれば，バナナを受話器とみなすなど，素っ頓狂なことである．バナナをバナナとしてとらえることができなければ，食べるという行動につながらない．だが，そうであるならば，もってまわって「表象」など創り出す必要はない．反射回路で充分ではないだろうか．

　つまり，そもそもの問題の立て方がまちがっているのである．最初に，現実の忠実なコピーとしての表象があるのではない．現実は，ことばのもつ指示機能によって切り取られる．犬は「犬」によって表象されるのである．繰り返しになるが，「表象以前の現実」というのは，ことばの与えた幻想である．

---

[17] Leslie, A. M.: Pretense and representation: The origins of "theory of mind". Psychol Rev 94: 412-426, 1987

ことばが切り取ることによって産み出された表象は，最初からデカップリングの機能をもっている．「犬」はこの犬を指すだけでなく，あの犬も指す．人形の犬も「犬」であり，アニメの犬も「犬」である．動かなくとも，生きていなくても，二次元でも，「犬」である．「犬」ととらえた瞬間に，目の前の犬はそうしたひろがりをもつ．つまり表象である以上は，現実の文脈からデカップリングする機能が備わっている．
　表象，言い換えれば言語機能は，自分が今直接経験していないことを伝えるという機能をもつ．耳に当てられたのはバナナであり，バナナの感触や匂いしかないのだが，それでも受話器として機能している．

　あらためてバナナを受話器とみなす振りを考えてみよう．耳に当てられたバナナは，もはや果物としての，あるいは食べ物としての通常の文脈から切り離されている．そして受話器として指し示されている．振りをすることによって，子どもは指し示しとデカップリングという，ことばが自分に与えた機能をテスティングしているのである．
　バナナはあくまでバナナであるという見方をするならば，「振り」とは派生的なものである．まじめで字義的な認知に対して，お遊び，おふざけにすぎない．だが，考えてもみてもらいたい．子どもはまず辞書に書かれたような意味を学ぶわけではない．自動車は「原動機の動力によって車軸を回転させ，レールや架線を用いないで路上を走る乗り物」などではなく，「ブーブー」である．「ブーブー」とは何か聞かれれば，「ブーブー」としか答えようがない．
　字義的な意味などというものは，むしろあとになって整備され，析出してくるのである．それは，隠喩的な使用があって可能になる．「隠喩的」と呼ばれるのは，字義的というものがあとからできてから，ふまじめな，本来的ではないことばの使われ方として，周縁に追いやられた姿である．だが，子どもにとって，ことばは本来，隠喩的な響きを宿しており，豊饒な世界を形成している．大人のように冷めてはいない．
　しばしばASDでは，ことばは字義通りに受けとめられ，字義通りに使われる．デカップリングできない．ことばと現実の間に，すきまがな

い．バナナはバナナでしかないのである．時として，こうした認知は，言われたことを短絡的に行動に移してしまうことにもなる．あるいは考えたことをそのまま実行してしまう危険もある．また，発することばは隠喩的な含みがなく，それゆえに，きわめて強い浸透力をもち，それを受けた人にとって，抗いがたいものとなる．

言語ゲーム

　ごっこ遊びは，言語とともに可能になる．そこで試されているのは，指し示しとデカップリングの機能である．それは，ことばが最初に世界を再編した機能を反復する営みであり，それによって経験は鋤(す)き返され，耕される．

　その際重要なことは，共同注意の場合と同じように，他者の存在が不可欠であるということである．一人でバナナを受話器とみなしていても，「振り」にはならない．

　共同注意と異なるのは，今度の他者は，寄り添って同じ対象をみるのではなく，「振り」を受けとめ，応答してくれる他者である．「もしもし」が「はいはい，ママですよ」によって応答されて，バナナは受話器となり，「振り」は完結する．あるいは他者の「もしもし」に「はい，僕です」と応答して，ごっこ遊びが成立する．

　自分が耳に当てたバナナをみて，相手が受話器をイメージしてくれているかどうかは，自分にはわからない．ただ，相手が私に応答してくれることによって，私の「振り」は承認されるのである．第2章（p.39）でみたように，了解は応答のなかに含まれる．そしてバナナは受話器として流通する．この段階にいたっても，相手が抱いているイメージはわからない．相手にとっても，それは同じことである．私が耳にバナナを当てているとき，私が何をイメージしているか，究極のところは相手にもわからない．

　ただ，「ごっこ遊び」がプレイとして展開するか否かが問題なのである．プレイが成立したとき，バナナは受話器として承認される．私には

相手のなかにあるイメージはあいかわらずわからないままであるし，相手もまた，私のなかにあるイメージを知るよしもない．

　私と相手の抱いているイメージが一致するかどうかという呪縛から解き放つのが，「言語ゲーム」という考え方である．端的に言えば，ことばのやりとりが成立していれば，それでよいとする考え方である．「言語ゲーム」とは，若き日に世界を命題の束として考えていたウィトゲンシュタインが，晩年になってたどり着いた境地である[18]（ただし彼の場合，それならば心のなかのイメージなど消去できるのではないかという見解まで突き抜けてしまう）．

　「振り」の問題からみえてくるのは，言語は，ことばのやりとりをとおして習得されるということである．相手のことばを解読するのではなく，応答するのである．母語と呼ばれるものは，本来，そうして身についていく．

　相手がバナナを受話器とみなしているかどうか，究極のところはやはりわからない．ただ，ゲームとして成り立っていればそれでよい．そして，わからないからこそ，他者は他者なのである．自分の考えもおそらく他者にはわからないのであり，それゆえに自分は自分なのである．こうして自己と他者は分離する．

---

[18] Wittgenstein, L. : Philosophical Investigations. Blackwell Publishing, 1953

11章
私的言語と感覚過敏

エコラリアから始まる

　ASD のことばの出発点はエコラリアにある．この現象は，ASD の四分の三の事例でみられるといわれる．

　ASD の言語能力は，ついぞ語ることのない事例から，むしろ能弁に語る事例まで，多岐にわたる．エコラリアは，自閉症児の示す病的な現象とされているが，彼らが彼らなりにことばを学ぶ，その端緒でもある．

　通常の発達において，ことばは「やりとり」をとおして学ばれる．他者の呼びかけに応じ，自分の呼びかけが他者によって応答されることをとおして，習得されていく．

　他者のことばは宙に浮いているのではなく，私に向かって語りかけてくる．そして応答するように促すのである．そして私のことばは他者に向けられ，応答が帰ってくるのを待っている．

　それに対して，エコラリアには共同性も相互性もない．われわれの語りかけは，反転して応答されることなく，そのまま反復される．

　ASD 者は，あたかも辞書を片手に外国語を学ぶように，ことばを習得していく．あるいは，異国の街で人々のふるまいと話を観察しながら，使い方を学んでいくようなものである．いうなれば，母語を外国語として学んでいる．

　アスペルガー障害の子どもが，大人っぽくむずかしい言葉を高踏的に話すことがあるのはよく知られている．カナーの Frederick 事例では，最初に

覚えた単語が"overalls"であった[1]．また，ウィトゲンシュタインの長兄ハンスが最初に覚えた言葉は「オイディプス」であった[2]．ハンスはサヴァン症候群ではなかったかといわれている．

再びフンボルトを引用すると，「言語とはエルゴン（作品）ではなく，エネルゲイア（活動）である」．そして語られることばには，志向性がともなう．人は単に情報伝達のためだけに語るのではない．語ることは行為である．

　ASD者は，他者からの語りかけに含まれる志向性をキャッチできないがゆえに，ことばがアクティヴにとりかわされる場から閉め出されている．相互的な「やりとり」をとおして，言語を習得することがない．それゆえ，言語活動もまた正面図ではなく，側面図をみながら，学んでいくことになる．

　他者からの志向性に対する反応は，まなざしの場合と基本的に同じである．まったく反応を示さないか，まなざしほどではないにせよ，強い衝撃を受けるかである．いずれにしても，「応答」という形で返すことができない．そうしたなかにあって，エコラリアは，袋小路になることもあるにせよ，彼らにとって，ことばの世界への大切な手がかりとなる．

　エコラリアには，いくつかの機能があるようにみえる．一つは，肯定のサインである．「クッキーほしいの？」は，食べたいことを表明している．遅発性エコラリアの場合は，フラッシュバックにともなうものも多いが，肯定の表示であることもある．

　ASD者の場合，ことばは発話したその人，あるいはそのときの状況から切り離されにくい．いわゆる「原点固着」，「現場回帰」と呼んできた現象である．エコラリアには，反復することによって，語りかけた他

---

[1] Kanner, L.: Autistic Disturbances of Affective Contact. Nervous Child 2：223, 1943

[2] Waugh, A.: The House of Wittgenstein: A Family at War. Doubleday, 2009（塩原道緒訳『ウィトゲンシュタイン家の人びと—闘う家族』中央公論新社, 2010, p.33）

者から，メッセージだけを切り離す作用がある．これも一種のデカップリングである．そして正面図を側面図に切り替えると，学習が可能になる．

エコラリアは応答を反復に代えることによって，他者からやってくる志向性を遮断する．それによって，彼らは他者から強い影響を被ることを免れることができる．

すでに引用したが，ドナ・ウィリアムズの交代人格であるウィリーは，エコラリアを武器として使ったと記載されている．また，フリスが伝承中のASDとして取り上げたあまのじゃくは，おうむがえしをたくみに用いて瓜子姫を誘い出し，彼女の抜け殻を使って姫になりすました．

ASD者に対応する側にとっても，エコラリアという構えはヒントになる．応答に込められる強い志向性で彼らを脅かさないためにも，彼らのことばを反復して受けとめることは，対応の一つのデフォルトとなる．

取り残されたことば

ASDは言語を道具のように扱っている．いわばアプリのように装備され，身に沁みついていない．このことは，臨床場面において，苦悩が伝わりにくいという現象として現れる．

vignette

> 22歳女性．微熱と「人と向き合えていない」ことを受診理由に挙げた．ある研修所に通っていたところ，指導者から，「君は人のことをエゴイストというが，それは君も同じことではないか」，「理屈っぽいけど，中味は何もないのでは」と言われたという．表情は張り付いており，話し方にも感情が込められていない．この出来事を契機として変調をきたしたようであるが，もう少し詳しく話すように促しても，発言が断片的で，

つながりがみえてこない．唐突に「本当の意味で人を愛せないのではないかと思う」と述べる．

vignette

　24歳女性．冷静さと困惑が同居したような感じを与える．自分の性格について問われると，よくわからないと言うが，「あまり群れることはしない．器用貧乏」，「細かいことが気になり，几帳面で，勉強は端からやる．たとえば辞書はAから覚える」，「10聞けば11できるが，9聞いたら1しかできない」，「人からは『変わっている』，『頑固』，『プライドが高い』などと言われる」などと，ぽつりぽつりと答える．学校では，授業の内容がよくわからなかったが，ノートを丸暗記することでよい成績を修めてきたという．

　受診した理由は，最近になって，人間関係がうまくいっていないことに気づいたとのこと．また身体が重く，布団から起き上がれないという．だが，この二つの事象が関連しているとは思っていないようである．

　人とかかわる場面では，相手がどんな感情かすぐにはわからず，話の内容などの情報から推測している．相手の話に少しでも一貫性がないと，混乱してしまう．他方，仕事はこなせており，上司からも評価されている．「仕事のときは相手の感情がわからなくてもいい．決められた感情をみせればそれでいいのです」という．

　自分の抱えている問題について問われると，やや間があって，「アウトプットができないことです」とぽつりと答えた．

　彼女たちのいう「人と向き合えていない」，「アウトプットができない」といった自己描写は，ことばの内容だけに着目するなら，彼女たちのおかれた実情を正確に言い表しているようにみえる．だが，どこか違和を覚える．唐突に表出され，具体性がなく，孤島のようにぽつんとそこにある．聞いた者にとっては，遠くに感じられ，彼女らが苦しんでいることが伝わってこない．「アウトプットができない」というのは，まさにこうした事情を物語っている．

ことばは他者に聞き届けられることによって完結する．だが，彼女たちのことばは，行ったきりとなって，他者からの反響を受け取ることがない．それゆえ，伝えることができたという実感をともなわない．たとえ応答されたとしても，事情は変わらない．それは応答するこちら側に独特のもどかしさを残す．「人と向き合えていない」というのは，こうした相互性から閉め出された状況を言い当てている．
 やりとりのなかで，そしてやりとりをとおして，自分のことばを（そして他人のことばを）確認できないために，ASD者は会話のなかで，いつも遅れてしまう．乗り損なってしまうのである．

 ドナ・ウィリアムズは，会話に際しては，自分の発言を自分に向かって語り直さないと理解できないと述べている[3]．ニキ・リンコは，あとになってから一人にならないと理解できないという[4]．そこには相手の発言だけではなく，自分の発言も含まれているのだろう．

 遅れをとらないためには，あらかじめいうことを準備してこなければならない．ただ，それは一方的なものであり，本人にしても，ただ言っただけになる．相手からの応答によって，自分の言ったことの意味を受け取ることもできない．

vignette

> 26歳女性．身体の重さや気分のすぐれなさなど，つかみどころのない症状を数年来訴え続けている．診察では，手帳を読み上げながら，前回の受診から起きたことや，自分の状態を列挙して報告する．治療者が聞いているかどうかを確認するかのように，上目遣いに睨むようにしながら読み上げ続ける．だが，治療者の応答を求めているというわけでは

---

[3] Williams, D. : Autism : An inside-out approach. Jessica Kingsley Publishers, 1996
[4] ニキ・リンコ：普通の変人を目指そう．杉山登志郎編『アスペルガー症候群と高機能自閉症の理解とサポート』学習研究社，2002

ない．

私的言語への傾き

「ことばが身につく」というのは，単なる比喩ではない．言語は，身体とぴったりと一致するわけではないにせよ，その近傍にある．われわれが語るとき，ことばは身体と共鳴する．ことばは単なる情報の担体ではない．表出であり，情緒として，感情として，身体と反響し合う．ASD 者のことばには，それが欠けている．

そうなると，言えたという実感もなければ，伝えることができたという手ごたえも得ることができない．

vignette
> 22 歳男性．身体に生じた違和感を診察のたびに執拗に訴える．彼によると，それは一通りではなく，一つは「離人感」であり，今一つは「現実感のなさ」であり，さらに「満足感のなさ」というのがあるという．それらについてたずねると，一通りの説明をするのだが，診察者にはそのイメージがわかず，毎回のようにたずね直すことになる．

この青年のいう「現実感のなさ」，「満足感のなさ」は，用語としては普通のものであり，「離人感」も専門用語ではあるが，通じないわけではない．しかし，他人と共有されない．治療者は，青年がそれらのことばで，どういう事態を告げようとしているのか，身体にある種の違和感があるのだろうという以上の理解がおよばない．医学的なことばに飛びついて，自分に起きている事態を伝えようとしているのだろうが，彼にとっても一切のカタルシスになっていない．それゆえあくことなく，繰り返されることになる．

ウィトゲンシュタインは，私的言語について論じた際，他のパーツと共同して廻っているようにみえて，まったく機能していない歯車のたとえを

提示している．「人が回すことができても，それと一緒に他のものが動かないような歯車は，器械の一部ではないのだ[5]」(『哲学探究』271節)．この青年のことばは，ここでいう歯車のようなものである．

「私的言語」とは，自分自身にしかわからない内的体験，たとえば感覚や気分などを，自分だけのために記録しておくための言語である．この青年のことばは，言語新作のように理解できないものではなく，文法的にも問題はない．自分のためだけの独語でもなく，他者に向けて訴えている．こうした点では私的言語とは異なるようにみえる．

だが，彼のことばは，他者との関係のなかから閉め出されている．一見流通しているようにみえて，彼だけにしかわからない，独特の感覚につけられた記号である．その意味においては私的言語と呼んでもよいだろう．

私的言語は，他者には理解できない．それゆえまちがいようがないということになる．当人にしかわからない感覚に対応することばである以上，それは他人からチェックを受けることはない．当人が「現実感がない」といえば「現実感がない」のであり，「満足感がない」といえば，「満足感がない」のである．

かりにあるとき，彼が「現実感がない」ということばで言い表している感覚の質が変わったとしても，やはり「現実感がない」ということになる．変化したことは確認しようがない．これがたとえば「赤」であれば，それに対する感覚の質が合っているかどうかは，他人との間で確認することが可能である．「赤だよね」の一言ですむ．かりに，「赤」で示している感覚が，実はそれまで「青」ということばで示していたものにすり替わったとしたら，それは実際の運用の場面でわかる．青い色をさして「赤」といえば，間違いだと指摘されるだろう．

では「痛み」の場合はどうだろうか．確かに，痛みは本人にしかわからない．当人に固有の感覚である．しかし痛みは，ことばやその他の表

---

[5] Wittgenstein, L.: Philosophical Investigations. Blackwell Publishing. 1953

出をとおして，他人に理解してもらえる回路をもっている．もちろん当人固有の感覚はわからない．ただ，それは織り込みずみであり，そのようなものとして理解される．そうでなければ，他人の痛みではない．

それに対して，この青年の「現実感がない」という感覚は，共同世界の外部にあって孤立している．他人からの承認を受けない感覚である．それはかろうじて，「現実感がない」ということばによって，つなぎとめられているだけである．彼の「現実感がない」というのは，はからずも，こうした自分の陥った状況を言い当てている．

葛藤がみえない

ASD 者と相対したときに，しばしば，彼らがどのように苦悩しているのかがとらえづらく，戸惑うことがある．たとえ自ら援助を求めてやってきた場合でも，わかりにくい．

症状形成においても，同じようなことがいえる．強迫的な確認行為を例にとるなら，神経症的な病態では，ばかばかしいとはわかっているがやらざるをえないというあり方をとる．一方，ASD の確認行為からは，得てしてそうした屈折は感じられない．

いわゆる葛藤というものがみえにくいのである．ただし，これは彼らが苦悩していないということではない．

葛藤とは通常，相矛盾するものを抱えた状態をいう．つらいけどやめるわけにはいかない，にくいけどにくみきれない，愛しているけど飛び込むことができない，信じたいけど信じられない，わかってはいるけどやめられない，など．

これは言語的存在に特有のあり方である．ことばは，それと相反するものを呼び起こす．「にくい」といえば「にくいわけではない」，「信じている」といえば「本当にだいじょうぶなのだろうか」が引っ張り出される．「嘘じゃありません」といわれると，「嘘なのかもしれない」と疑念にとらわれる．これは気持ちの上での矛盾である以前に，言語そのものの特質に由来する．

また，こころにとって，言語はぴったりとした衣服ではない．かならずそこにすくい取られないものを残す．そして他人に伝えることはできるが，完全に伝わるわけではない．これは構造的な必然性である．言語がこころと一致したら，その人の固有の感覚はなくなるであろうし，他人に完全に伝えられたら，自分の私秘性(プライバシー)はなくなってしまうだろう．完全な伝達の不可能性が，伝達の可能性を保証しているのである．言いたかったことは決して言うことができない．ここにも葛藤の淵源がある．

　他方，ASDの場合，言語はこのように存在に食い入ってはいない．道具である．それゆえ，「葛藤」という形での苦悩は起こりにくい．

　前述の二人の女性の「人と向き合えていない」，あるいは「アウトプットができない」ということばは，葛藤の表現ではない．むしろ苦悩そのものの表現なのだが，葛藤になれ親しんだ者からすると，どこに苦悩があるのか，かえってみえにくい．つるんとしていて，つかみどころがない．それゆえ応答するにもしようがないのである．そのことが彼女らのいう「人と向き合えていない」，あるいは「アウトプットができない」の正体なのかもしれない．

　苦悩に対して言語が無力であるとき，あるいは言語が無力であることが苦悩となるとき，苦悩は身体のなかにわだかまる．即物的なあり方をする．彼女たちのように，疲れや身体の重さ，あるいは違和感として表出される．だが，それらは共同性のなかから滑り落ちてしまう．気持ちを言語に載せることができないのである．

「痛いの？」

　もういちど「痛み」について考えてみよう．言語道具観やカタログ観にとらわれていると，まず「痛み」ということば以前に固有の感覚があり，それに対して，「痛い！」という表現が割り当てられるということになる．しかしこれは端的に誤りである．

　たとえば，まったく表出が起こらない場合を考えてみよう．その場合，

当人が経験する感覚は「痛み」と呼べるだろうか．これは，痛みを感じていながら，それを表に出さないようにがまんしているのとは異なる．その場合には，当人は痛みを感じているし，今自分ががまんしている感覚が，「痛み」と呼ばれるものであることはわかっている．

そうではなく，「痛み」ということばを知らなかったらどうなるだろうか．そして痛みにふさわしい，顔をしかめるとか，叫び声をあげるとか，うずくまるといった表出の仕方を知らなかったとしたら．そのとき，当人に起こった感覚は「痛み」になるのだろうか．おそらく先の青年の「現実感がない」と同じく，共同世界から閉め出されてしまうだろう．

子どもは，どこかで痛みの表出方法を学ぶ．「痛い！」と訴えるようになる．言語道具観がまちがうのはここである．内的感覚にことばを割り付けるのではない．「痛い！」と名づけられることによって，身体に沸き起こった感覚 x は「痛み」となる．

つまり"x ⇒「痛い！」"ではなく，"「痛い！」⇒ x"となる．より正確にいうなら，名づけられるとともに，x は「痛み」にとなる．すでに言語の世界に棲んでいる者にとっては，x が何であったかは知るよしもない．痛みで染め上がった自他未分の世界は，「私は痛みをもつ I have a pain」と構造化される．

このとき，子どもは，自分で名づけているのではない．あるいは勝手に名前を拾ってくるのでもない．こういう場合は「痛い！」と表出するのだということを教えられる．「痛いの？」と心配そうにのぞき込む母，「痛いねえ」と慰める母によって，この感覚は「痛み」になる．つまり，他者によって命名される．ここが私的言語と決定的に異なるところである．

この場面はまさに子どもが言語の世界に入る端緒となっている．ASDの場合，「痛いの？」という問いかけに対して，無反応であるか，さもなくば「痛いの？」とエコラリアで反応する．「痛いねえ」に対しても「痛いねえ」であり，痛み x は宙に浮いたまま，誰にも帰属しない．

いったん痛みの文法が習得されると，さまざまな感覚が「痛み」として束ねられる．差異は縮減され，あれも痛み，これも痛み，となる．こうして内的体験は伝達可能なものとなり，共同化される．
　言語には，こうした汎化，あるいは普遍化する暴力性がある．＜x＞がなんであれ，「痛み」と命名されれば，xは「痛み」となる．それぞれの個別性を横断して，同じものとしてひっくるめられてしまう．だが，こうした暴力はアバウトなものであり，経験の個別性が失われてしまうわけではない．ことばにからめとられなかったものが残される．いわゆる質感，クオリアと呼ばれるものである．これは他者に伝達できないものであり，経験の個別性を与える．
　言語は普遍化する力によって共同体を形成しつつ，個体を分離する．個を普遍に回収することなく，ニッチを与える．私と相手が，同じことばで同じものを意味しているかは，どうあっても確かめようがない．だが「あれだよね」といって，たがいにうなずけば，それでたいていはうまくいく．

ぼくはおなかがすいていたのだ

　発達の現場に立ち戻って考えてみよう．
　やりとりによる言語の獲得の原型は，すでに9か月革命以前の母子関係に萌している．この段階で子どもはまだことばをもたない．分節された音声を発することはない．母の方もまた，大人に対するようには話しかけない．それとは異なるチャンネルを使って子どもと交信するだろう．やまだようこのいう「うたう」関係である．
　乳児の無垢なほほえみをみたものは，身体の内側から自然に笑みが溢れ出るだろう．泣き声を聞けば，放ってはおけない．鋭敏な母親なら，そこで子どもに起こっている事態を直感的に感じ取る．言語に分節される前の微細な感覚的レベルでキャッチしているだろう．おそらく動物は，このsympathyの水準だけで十分に機能できる（図11-1）．
　だが，人間はすでに言語によってアバウトに分節された世界のなかに

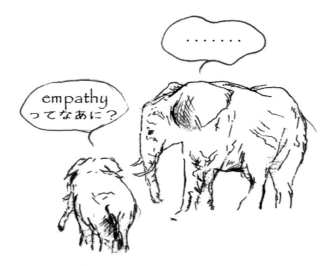

図11-1 動物の場合，個体の間はsympathyで完結している

棲んでいる．乳児の泣き声を聞いた母は「おなかがすいたのかしら？」，「おむつがぬれたのだろうか？」，あるいは「熱があるのかな？」，「どこか痛いのかしら？」と，ことばの水準で対応する．もちろん，そのつど，子どもの表出の微妙な違いには気づいているだろう．それに対する応答の仕方もまた微妙に異なるだろう．だが，母の応接は，「おっぱいをあげる」，「おむつをかえる」といった言語的な分節によって，おおまかにまとめあげられる．

それゆえ，乳児は母とのsympathyの回路のなかにあると同時に，言語的な応答をすでに受けている．少なくとも母のなかではempathyが作動している．

かりに前回の授乳からかなり時間が経って，乳児の生理的状態に不均衡が生じたとする．そのとき，乳児のなかにある不快な感覚 x が沸き起こる．そして乳児は泣き声をあげる．それを聞いた母は，そろそろおっぱいをあげる時間だと気づき，授乳する．乳児は乳房に吸いつき，飲み

始めると，みるまに不快な感覚 x は消失してゆく．

　ここに，共同注意における指し示しに先行して，言語的な命名の原型を認めることができるだろう．x は「授乳」という応答を受け取り，それによって「空腹」と命名される．授乳という行為は，空腹という了解を与え返す．「痛み」の場合と同じく，x ⇒「空腹」ではなく，「空腹」⇒ x となる．

　もちろん，乳児はまだことばの世界に入っていない．しかしここには他者の与える応答によって了解が生まれる原型が見出される．母の行為は，「あなたはおなかがすいているのね」と呼びかけるのであり，乳児は「ぼくはおなかがすいていたのだ」と事後的に了解する（図 11-2）．

　乳児の泣き声は何かを要求するために発せられているわけではないように思われる．だが，やまだによれば，すでに 9 か月の段階で，乳児は泣くことを手段として使うことができる[6]．相手の出方を待ったり，状況によって泣き方を変えたりする．目的を達すると即座に泣き止む．すでに sympathy の回路からデカップリングされて，泣くことは行為のユニットになっている．ことばはまだ出現していないが，泣き声は大人からの意味づけをすでに受け取っている．

　もっとも，x と「空腹」は等価ではない．感覚は言語に完全にすくい取られてしまうことはない．痛みの場合と同じく，死にそうなまでに腹がへり，むしゃぶりつき，充たされたという固有感覚が残される．

差異のざわめき

　もう一度，「痛み」を学習する場面について考えてみよう．子どもが転んで額を机の角にぶつけた．たちまち沸き起こる感覚 x に，子どもは

---

[6] やまだようこ『ことばの前のことば―うたうコミュニケーション』（やまだようこ著作集 第 1 巻）新曜社，2010, p.181

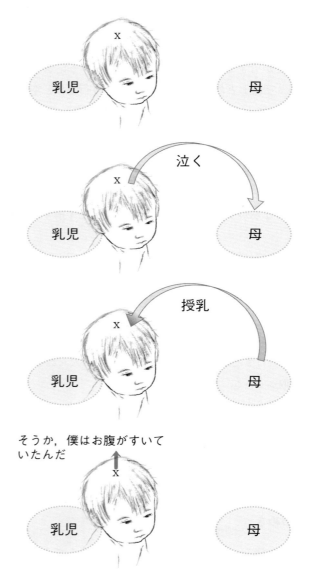

図11-2 子どもは自分に起こった出来事(空腹の感覚 x)を母からの応答(授乳)から事後的に了解する

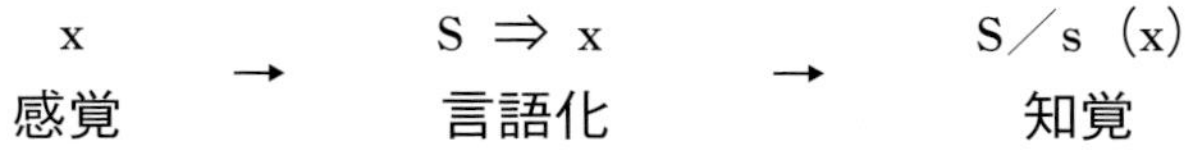

$$x \quad \rightarrow \quad S \Rightarrow x \quad \rightarrow \quad S/s\ (x)$$
　　感覚　　　　　　言語化　　　　　　　知覚

図 11-3　「感覚」のはらむ差異のざわめきは，言語によって平準化され，「知覚」となる

泣き声をあげる．近くにいた母が駆け寄り，「痛かったねえ」といって，額をさする．

　ことばは，どれほど共感に満ちていても，この私の比類なき痛みも，間接的にしかわからない他人の痛みも，同じ「痛み」にしてしまう．レベラーとしての言語の暴力性である．

　前章で紹介したアイ・プロジェクトに関連した話を思い起こそう．黄色い色をみた際に沸き起こる感覚 x は，「黄色」ということばによって命名を受け，黄色という知覚経験となる．いったん言語化されると，さまざまな黄色の感覚が「黄色」ということばによって束ねられる．

　このように，生(なま)の「感覚」x は，言語化されて「知覚」となる．より正確にいうなら，シニフィアン（S）によって感覚（x）が命名され，シニフィエが（s）が析出する．そして x は命名とともに背後に退く（図11-3）．

　とはいえ，感覚 x への通路が完全に遮断されるわけではない．われわれは生身の痛みを感じる．あるいは黄色い感覚にひたる．ひまわりのあざやかな黄色，レモンのしっとりとした黄色，あでやかな黄色いワンピース，黄金色の麦の穂，たばこの脂で黄色くなった歯，くすんだ黄色い看板など．感覚の強度や質感はそのつど異なる．生の感覚はつねに変化し，波立っている．

　感覚を特徴づけるのは，その直接性である．心的距離はほとんどゼロに縮減される．こちらに私がいて，向こうに対象があるのではない．身体と一体化している．激しい痛みを感じるとき，あざやかな黄色が眼にまぶしいとき，われわれの身体は，その感覚に染め上げられる．音に身

表 11-1　感覚と知覚

感覚	知覚
身体と一体化	言語による媒介
心的距離ゼロ	距離を介した把握
絶えざる変動（差異）	安定した体制（同一性）
質感（クオリア）	形相
刹那的	持続的
他者に伝達しにくい	相互了解がしやすい

体が共振する．においは鼻腔に染み込み，味は口腔を満たす．距離ゼロであるがゆえに，そこから逃れることはできない．

　だが，感覚は長く続かない．オルセー美術館で不意にゴッホのひまわりに遭遇したとしても，最初に私を襲った萌え立つような色彩の強度は，遅かれ早かれ減衰するだろう．そのうちに「ああ，ゴッホね」となる．感覚は，言語によって体制化され，知覚となる．言語がいかに身体に近く根ざしていても，けっしてぴったりと重なることはない．

　感覚と知覚を対照して表 11-1 にまとめておく．

　日常においては，知覚と感覚にはヒエラルキーが成立している．知覚が感覚を統制している．その逆はない．もしあるとすれば，夢のなかであるとか，芸術においてである．

　感覚における変化や差異や強度の波立ちは，言語的に束ねられているのである．このように考えると，ASD においてしばしばみられる感覚過敏という現象が理解しやすくなるだろう．おそらくそれは，感覚において沸き立つざわめきを，言語をとおして知覚化することの困難にある．

感覚過敏について

　とはいえ，感覚過敏という現象には，一種の逆説がある．それは，感覚過敏が本来自覚できないものであるということである．

もちろん他覚的には，抱かれるのに激しく抵抗したり，特定の音に耳を塞いだり，極端な偏食があったりすると，その存在が推測される．それによって一定の対応も可能となるだろう．だが当事者の自覚にはのぼりにくい．

　なぜなら，すでにみたように，感覚には距離がないからである．それにひたされていて，相対化してみる視点ができない．近すぎるものが，かえってよくみえないのと同じ理屈である．

　それゆえ，子どもの頃には感覚鈍麻がむしろ問題となることがある．代表的なものとして，痛みに対する鈍感さがあげられるだろう[7]．ローナ・ウィング[8]は，「自閉症のもっとも驚くべき特徴の一つは，痛みがあっても平然としていることである」と述べている．場合によっては，骨折していても気づかないことがある．

　感覚過敏が症状になるのは，感覚のざわめきに対して，いくらか距離がめばえるようになってからのことである．発達の観点からすると，むしろ定型の側に近づき，感じる自己がめざめ，ことばに載せることができるようになって，感覚のざわめきは自覚にのぼる．

vignette
　　19歳女性．大学の教室で集中できないのは，人の動きや話し声のためだと思って，図書館で勉強するようにしたが，あまり変わらなかった．ところがある時，カフェで読書をしたところ，すごくはかどることに気づいた．
　　照度計を購入して測定してみると，教室が500ルクスだったのに対

---

[7] 清水光恵：自閉症スペクトラム障害における「痛覚鈍麻」について．臨床精神病理 33：273-281, 2012
[8] Wing L.: The Autistic Spectrum : A Guide for Parents and Professionals. Constable, London, 1997（久保紘章，清水康夫，佐々木正美訳『自閉症スペクトル―親と専門家のためのガイドブック』東京書籍，1998, p.68）

し，カフェは50ルクスだった．また，教室では蛍光灯が使われており，その白々とした明るさとちらつきが疲れさせるものであることにも気づいた．

それ以後，部屋の家具やカーテンを暗い色調に替え，照明を間接光にするなど，環境整備に気をくばるようになった．母によると，高校時代は月に10日も稼働できる日がなかったが，この頃は，たまに寝込む程度になったとのことである．

感覚過敏は，自覚できるようになっても，なかなか他人と比較できない．当人たちにしてみれば，当然他人も同じはずであり（あるいはまったく視野に入っていない），それゆえあたりまえのことだと思っている．この事例の場合は，場所による違いをきっかけに気づくことができた．何となく自分に感覚過敏がありそうだとわかると，家族や友人に聞いてみて，彼らがそれほどもないことを知って気づくこともある．あるいは，診察でたずねられて，はじめて気づくこともある．つまりことばによる表出や交流ができるようになると，感覚過敏は症状となる．

いったん症状になると，それは人に伝えることができる．一定の対処法も可能になる．ただ，次のことに注意しなければならない．当人は気づいてしまったのである．それゆえ，光に対してまぶしいという苦痛を感じ，それを気にしている自分というものを抱え込むことになる．

感覚過敏は，単に刺激の強さだけでなく，変動，あるいは質感などに対しても起こる．

vignette

18歳女性．大学に入って一人暮らしを始めたが，夜になると「おばけ」がでると恐怖にかられて受診した．冷蔵庫の振動音が，絶え間なく変化しているが，夜になると，それがまるで冥界からの呼び声のように聞こえるのだという．また，電話機の着信音が，毎回微妙に違うのがわかるという．

この事例の「おばけ」は幻覚ではない．感覚過敏に由来している．

疲れやすさ

　感覚過敏は疲れる．カフェでの読書で，明るさへの過敏に気づいた女性は，高校時代には，月に10日ほどしか稼働できなかった．原因は感覚過敏だけではないだろうが，さまざまなアイテムを利用したり，環境調整をするなどの対策によって，疲労の改善がはかられたことは事実である．

　ただし，当人は疲れやすいのだが，まだ「疲労」を実感していない．あらためて自分に問い合わせてみて，はじめてわかる場合もあるが，依然としてわからないことも多い．

　ASDでは，身体からのフィードバックが機能していないようにみえることがしばしばある．あたかも，疲労という信号が発生していないかのようである．たとえば，原因の思い当たらない寝込みがある．ただただ，布団から起き上がれないのだ．始まりは唐突であることが多い．改善するときもまた，唐突である．疲労感がともなわず，気分性も希薄である．

　しかしよく聞いてみると，活動しすぎていることがある．単発的なイベントの場合もある．あるいは，日々の疲労と休息の収支バランスの感覚がないために，いきなり限界を超えて，起き上がれなくなる．活動量自体はたいしたことがなくとも，繁華街への外出，飲み会，対人業務の多い仕事，帰省など，彼ら彼女たちの感覚への過剰な負荷があったのではないかと推測されることもある．聴き取るときには，心への負担よりも，感覚への負荷に見当をつけるとよい．ただし当人には，それらと寝込みの間に関連があることはなかなか腑に落ちない．

　言語化すれば，「疲れ」や「だるさ」などと表現されることもあるが，われわれになじみのある例のあの感覚ではなさそうである．言語化しても，納得しているわけではない．またうつ病者に感じられる「生気的」な感覚でもない．頭痛など，痛みをともなうこともしばしばある．だが，

身体が病んだり疼いたりしているという感じがない．局所になにかがしこっているような，異物のような感覚であることが多い．セネストパチーまでそう遠くない印象を与える．

アレキシサイミア alexithymia という，心身症に関連する性格傾向とされた類型がある．感情がことばに乗らないあり方をいう．この場合は「感情」があることが前提にされているが，多くの場合，感情そのものが抜け落ちたかのようなあり方を示す．ことばが心身に起きた事態を，感情としてすくい取れないとき，感情自体が失われ，そのかわりに異様な身体感覚だけが取り残されることになる．ASD でしばしばみられる様態である．

身体の消耗が疲労として覚知されると，休息する．原初的な情動が揺すぶられ，感情や気分となって表出される．こうした過程が ASD では滞っているのではないだろうか．

「ことばのまえ」という故郷

定型発達においては，ことばの習得とともに，ことば以前の世界は抹消される．完全に消去はされないにしても，それらは夢や空想などの辺縁に押しやられている．

それに対して，ASD では，ことば以前から以後へと，リアルタイムに踏破する．もちろん，その場合にも，言語獲得による事後的なバイアスが入ることや，定型とは異なった言語の習得といった問題はある．だが，定型発達には失われた世界を垣間見せてくれる．

ドナ・ウィリアムズの回想は，3歳の時点で，あきらかな折れ曲がりを示している．唯一つながりを感じていた祖父が死んだとき，ドナは死に，ウィリーとキャロルという人格が現れたという[9]．

つまりなぜ祖父は，他のあらゆる人たちと同じように，ドナが3歳の時

---

9 実際には，ドナの祖父が死んだのは，彼女が5歳のときである．

にすでに死んでしまったのかということだ．ウィリーが目に怒りをこめて人々をにらみつけるようになり，キャロルが鏡を通って皆を楽しくさせるために現れた．ドナの三歳の時．その時，ドナ自身は，期待という名のおばけに殺されてしまったのである．ドナは，どこでもとうてい期待に添うことはできなかった．その一方で，ドナの想像上の人物たちはそれぞれに命を与えられ，ドナの失敗していることにも，すんなり成功するようになってしまった．そしてキャロルがダンスを覚え，ウィリーが喧嘩を覚えている裏で，本当のわたしはまだひそかに，カラフルな色彩ばかりに夢中になっていたのだ．それはまるで，「世の中」でのわたしが，亡き者になってしまったかのようだった．ドナは消えたのだ．そうしたドナが消えた時に，ドナと世界を分け合って生きていた人たちも，一緒に死んでしまったのだ[10]．

社交的なキャロルと，アグレッシヴなウィリーをファサードとして，ドナは消える．だが死んだわけではない．「本当のわたしはまだひそかに，カラフルな色彩ばかりに夢中になっていたのだ」というように，ドナは，感覚の乱舞のなかに身をひたしていた．

ドナは，母親からはげしい虐待を受けていた．しかしそのことがピンと来ていなかった．他者の志向性と痛みに対する鈍感さが，彼女を救っていたのかもしれない．悲惨だった母の虐待のことを叔母が語るのを聞きながら，ドナは次のように回想している．

　わたしの中では，叔母さんの語る悲劇と，自分が三歳半頃まで夢中になっていた，あの色と音と体中に感じる感覚でいっぱいの，楽しく美しく催眠術のように心地よい経験とが，どうしても結びつかなかったのである[11]．

他方，ことばはドナとって，自分を裏切るものであった．ある日彼女

---

[10] Williams, D.: Nobody Nowhere. Doubleday, 1992, pp.98-99（河野万里子訳『自閉症だったわたしへ』新潮文庫，2000, p.257）
[11] 同書，p.115．（邦訳，p.295）

は，仕事場で，毎日通ってくる祖父を思わせるお客さんから挨拶されなかったことでパニックとなった．受診していた精神科医は，初老の紳士がどんな意味をもつ人だったか考えるように，彼女を促す．彼女は「はい，そうです．わたしには，あの人が死んだおじいちゃんのように思えました」と言うなり，激しく泣きだした．そのときドナは，人の前でことばにして認めなければならないという，血も涙もないような無慈悲さと，そのために自分の心を裏切ってしまったという思いに，責めさいなまれたという[12]．

　具体的には，何らかの自己表現をするためには自分を充分に落ち着かせなければならず，自分のしていることは，感情やわたし個人に深くかかわることではなく，単に機械的なことにすぎないのだと，催眠術にでもかけるように常に自分に言い聞かせなければならなかった．わたしにとっては，人とコミュニケーションをすることが，自分の心に対する「裏切り行為」のように感じられたのだ[13]．

　この章をとおしてみたように，ことばにして表すということは，必ず伝わらないものを残す．それは構造的な必然である．他人には決してすべては伝わらない．それどころか誤解される．そして，ことばにするなり，「本当に言いたかったこと」は取り残され，自分自身を裏切ることになる．
　本来なら，言いつくせなかったところに自分の固有性が確保される．だがASDの場合，ことばにすることにより，それに染まってしまい，自分を見失うことにもなりかねない．

---

[12] Williams, D.: Nobody Nowhere. Doubleday, 1992, p.98（河野万里子訳『自閉症だったわたしへ』新潮文庫，2000, pp.256-257）
[13] 同書，p.183,（邦訳，pp.449-450）（強調筆者）

12章
自己へのめざめ

　自他未分の世界にいるASDも，多くの事例が，人生のいずれかの時点で「自己」にめざめる．「こころ」というものがあることをタテマエとして営まれている世界に入るのである．それは成人ASD固有の問題をかたちづくる．

　ASDの自己へのめざめは「成長」であり，正常化へと歩み出す一歩であるように思われる．だが，それはあまりにも気楽な見方である．自分たちがそれと知らぬまに通過したがゆえの楽観である．定型者にとっては，自己があることは織り込みずみである．あらためて「自己にめざめる」といっても，それは甘ったるいメタファーにすぎない．

　図式的にいえば，ASDの場合，自己がなかったところから，自己へとめざめるのである．この大規模な地殻変動は，多くの場合，当惑や苦しみをともなう．喜びとはほど遠い．いわゆる「二次障害」と呼ばれるものとも深くかかわる．

　ASDにおける自己へのめざめには，次のような特徴がある．一つは，発達課題が集中するということである．定型の場合，9か月革命におけるひとみしりを端緒として，愛着，分離個体化，同胞葛藤，集団への適応，性へのめざめ，社会的な自立など，自己をめぐる課題が順を追ってやってくる．ところがASDでは，これらがいちどきに押し寄せてくる．北国が春を迎えるとき，梅，桃，桜がいっせいに芽吹き，そして開花するのに似ている．たとえば，母という存在が，依存の対象でありながら，同時に性愛の対象にもなる．

もう一つの特徴は，時宜を逸したタイミングで，これらの課題に直面するということである．他の同胞たちがすでにクリアした課題に，一人で立ち向かわなければならない．周囲からは理解しづらく，それに応じたサポートも得にくい．自分でもいったい何に逢着しているのかわからない．自分だけが立ち会っている問題ではないことをわからせてくれる同胞もいない．性の煩悶が妄想ではないこと，親や教師の言っていることが理不尽なこと，身体の成熟が異常なことではないことを，確認して安心を得るすべがないのである．このように，自己は孤立のなかにめざめる．

　さらにもう一つ，重要な問題がある．それは，ASD の自己へのめざめは，かならず「他者」の存在への気づきをともなう．というより，すでに繰り返しみたように，他者に気づくことの方が先行している．なぜなら，自己は他者によって触発されて立ち上がるものだからである．それゆえ，自己にめざめた ASD は，孤立しているのではあるが，あらたに立ち現れた他者に取り囲まれてもいる．そしてその存在を強く意識せざるをえないのである．

　ちなみに，「心の理論」の課題を指標にするなら，ASD がクリアするのは 9 歳から 10 歳にかけてであり，杉山によると，その頃に不安定化する事例が多いという[1]．そしてその際には，しばしば児童は被害的になるという．

　本章では，ASD 者が自己へめざめる際に立ち会う問題について取り上げる．これは成人 ASD の臨床に直結する問題である．通常は「二次障害」としてくくられているが，単なる合併症ではなく，ASD の固有のありかたと，その発達課題と密接に結び付いている．それぞれの項目は，本格的に論じるなら一つの章を要するが，ここでは簡潔に概観しておく．

---

[1] 杉山登志郎『自閉症の精神病理と治療』（杉山登志郎著作集 1）日本評論社，2011, p.96, 204

孤立のなかへのめざめ

　ASDは孤立のなかで自己にめざめる．そして孤立していること，孤立していたことに気づく．

　できたての自己はまだ何もまとっていない．裸のまま，寒空の世間に放り出される．定型者の自己は，＜φ＞を核として，その周囲に，幾重もの厚みをまとっている．そしてすでに周囲の他者とのかかわりのなかで，ネットワークを築いている．

　放り出されたASD者は，「自己」を拠点とした関係のネットワークらしきものを，まだ一切結んでいない．それゆえ，めざめた世界には，居場所がないのである．

　ASD者は孤独に強いようにみえる．だが，かならずしもそうとはかぎらない．孤立した状態のなかにいるときには，そもそも他者の存在に気づいていないのであり，孤独であるという自覚はない．しかしいったん自分が孤立していたことを意識すると，しばしば孤独感にさいなまれることになる．

　それゆえASD者の多くは，人とのかかわりを希求している．だが，どう関係を結んでよいか見当もつかない．あらためて手さぐりに学んでいかなければならない．「こころ」などというものがめばえたがために，不器用に相手の感情や意図を読まなければならぬはめになる．あるいは柄にもなく，他人におもねることにもなる．

vignette

> 19歳女性．高校時代までは，頑固で，一切の妥協をしない子どもだった．校則を守らない同級生たちや，それを見て見ぬふりをする教師らと，ことあるごとにぶつかり，転校を余儀なくされたこともある．大学に入ってから，ルールが緩くなり，皆が楽しそうにしているのをみて，自信がなくなり，うってかわったように，周囲と仲良くしようとした．他人の仕草やしゃべり方を観察してそのまま取り入れたり，プレゼントをしたり，あるいは使い走りのようなことまで進んで引き受けるようになった．

こうした痛々しい努力によっても，孤独がすぐに解消されるわけではない．自分をとりまく他者がもつ人格の厚み，いいかえるなら厚顔さに圧倒されながら，当面はよるべのない不安や傷つきやすさを抱えていかなければならない．慣れない適応の試みは，たいていの場合，うまくはいかないものであり，自己価値を低下させる．

抑うつ

　抑うつは，ASD の二次障害でもっとも頻繁に出会われるものである．とりわけ自己へのめざめとともに発動するものが多い．

　臨床的に大切なことは，単に症状としての「抑うつ」をとらえるだけでなく，その背景がどのようなものかを押さえておくことである．それにはいくつかの類型がある．ただし，画然と分けられるというよりは，複合していることが多い．

　代表的なものの一つは，自分には何かが欠けていることに気づくことである．それはしばしば他者との比較をともない，強い劣等意識でさいなむ．そして，それまでの自分を否定された気持ちになりがちである．

　ある女性は，「自分が知らない暗黙のルールをみんなが知っていたことがわかった」ことに気づいてショックを受け，それを契機にして抑うつ状態に沈みこみ，しばらくの間，自傷行為を繰り返した（第 8 章 p.140）．また別の女性は，自分は手順を踏むことが苦手であり，文脈がわからないので，一つ一つのことを記号に分解して取り組んでいるのに対して，他の人は自然にやれていることを知り，抑うつ状態に陥った．

　グニラ・ガーランドは次のように回想している．

　　ついに理解したんだという喜びは，途方もなく大きかった．まるで私の内部で，歌となって鳴り響いているようだった．けれども一方では，自分はこれまで，こんなことも知らなかったんだと思うと辛かった．それに，これは他のみんなにとっては自明なことなのだと思うと，傷つくのだった．誰かに話してみたかったが，説明しようにも言葉がなかった．それに，ど

うせ話しても誰も理解しないだろうということもわかっていた[2].

あるいはまた,自分がとんでもないことを他人にしていたこと,あるいは逆にとんでもない目に遭っていたことに気づいてパニックとなり,そして落ち込むというパターンもしばしばみかける.

vignette

> 23歳男性.大学を卒業後,地元の中小企業に就職した.まじめな勤務態度だったが,1年目の途中から抑うつ的となって,会社を休みがちになり,上司に勧められて受診した.
>
> 診察では,現在の仕事のことではなく,過去のことが話題となり,中学時代にいじめを受けていたことが涙ながらに語られた.詳しく聞いてみると,彼のいう「いじめ」とは,同級生たちからのものではなく,教師によるものだという.たとえば,教師が出題して,順繰りに生徒をあてていく際に,なぜか彼だけがよく順番を飛ばされた.
>
> 小学校のときは,授業中,しばしば離席して,窓際に行き,ずっと空をながめていた.中学に入ると,何となくそうした行動はまずいのかなと感じて,席を離れることはなくなった.あるとき,ホームルームの際,「将来何になりたいか?」という教師からの質問に生徒が順々に答えていったが,彼の答えを聞いて教師はにわかに激怒した.そのとき,彼は「鳥になりたい」と答えたのである.

「鳥になりたい」というのは,「将来何になりたいか?」という問いに対する真っ正直な答えである.だが,教師にしてみれば,腰を抜かすような回答であり,茶化されたように感じられたことだろう.彼は当時,なぜこっぴどく叱られたかが理解できなかった.あるいは叱られたとい

---

[2] Gerland, G. : A Real Person : Life on the outside. Souvenir Press, London, 1997, pp.98-99(グニラ・ガーランド『ずっと「普通」になりたかった』ニキ・リンコ訳,花風社,2000, p.106)

うこともわからなかったのかもしれない．

　彼が社会人となり，このエピソードのもつ意味に気づき始めたとき，それとともに，そのときまで彼に起こったことが，定型者からの読みに書き換えられていくことになる．つまりそれまでの彼の生き方が否定され，失われることになる．

　ASD 者が，定型者の世界のなかに歩み出すとき，それまで周囲との間に取り交わしてきた，直接的で共振的な交感の世界が大幅に縮減される．彼の場合には，それは空との一体感であり，鳥のようなあり方である．こうした喪失感もまた抑うつと深くかかわっている．

　その他にも，先ほど取り上げた，孤独感，劣等感，居場所のなさ，そして関係をとり結ぶ努力の挫折など，ASD の自己へのめざめは，自己価値の低下をともない，抑うつと踵を接している．

　ただし，抑うつという現象は，一定の成熟とともに現れる．自他未分のうちは，まだ生ずることはない．生ずるとすればパニックである．ある意味で，成長にともなうものといってよい．もっとも，こうした見方も定型者の視点からのものではあるが．

パニック

　パニックは ASD でしばしばみられる現象である．というより，精神症状の基本であり，出発点である．

　彼らにふりかかる多くの問題が，まずはパニックとして現れ，他のさまざまな症状の起点となる．フラッシュバックにともなうものもあれば，強い対人緊張によるものもある．強い感情が喚起されたときに不安の手前にあるものとも考えられ，また多くの場合，抑うつをともなう．

　自閉症児では，他者のまなざしをまともに浴びたとき，あるいはフラッシュバックが起きたときなどが，パニックになる典型的な状況である．

他方，青年期もまた，パニック好発期である．杉山[3]はそれを「青年期パニック」としてまとめている．最も多いものが身体の急激な変化を基盤にするものであり，もう一つが「自我の芽生え」であるという．

 パニックのなかでも，自己へのめざめにともなうものの中核をなすのは，強烈な「恥」の意識である．それはパニックにかぎらず，ひとが他人に触発されて自分というものを意識する際の基本形である．定型者の場合には「ひとみしり」という原型がある．これは乳児において，他者のまなざしに触発された羞恥の現れである．

 第2章で紹介した事例を再掲する．

vignette

　18歳男性．高校を中退し，実家を出て，職人の世界に飛び込んだが，うまくなじめず，苦悩する日々が続いていた．そのうちに，気分が落ち込むようになり，それとともに，顔をゆがめて茫然と立ちつくしているところを，しばしば同僚に見とがめられるようになった．インターネットで調べてみたところ，自分は「アスペルガー障害」ではないかと思っているという．

　彼のいうところでは，今になって，弟にひどい虐待をしていたことがわかった．小さい頃から，弟が彼の意に沿わぬ行動をすると，どんなことをしてでも直させていた．当時の彼にとってみれば，当然のことをしたまでであり，別に服従させるためにやっているのではなかった．彼が考えている通りにやらないことなどありえないことだったという．

　中学に入ると，教室のなかで緊張し，思わず奇声をあげることがあった．その頃から，どうも人には人の考え方があるらしいことに気づき始め，それとともに，弟への暴力はおさまった．最近になって，弟に暴力をふるっていたシーンがありありと甦ってきて，苦しむようになった．顔をゆがめるのは，そうしたフラッシュバック的な体験がまさに起こっ

---

[3] 杉山登志郎『自閉症の精神病理と治療』（杉山登志郎著作集1）日本評論社，2011，pp.209-210

ているときである．

　フラッシュバックもまた，パニックをもたらす．この事例の場合は，弟をいじめていたことが映像として浮かぶたびごとに，フリーズしている．その際，フラッシュバックの衝撃に加えて，「虐待していたのだ」ということの「発見」は，強い恐怖をもたらす．自分は知らないうちにとんでもないことをしでかしていた．ということは，これからもそういうことがある可能性は否定できない（このように論理的に考える事例は多い．そして考えると，それは半ば確定されたものとなる）．

　あるいはまた，羞恥にみまわれることにもなる．たとえばわれわれが無我夢中で何かをやっていたところに，ふと，我に返ったとき，あるいは他人に見られていたことに気づいたような場面を想定してみると，理解しやすいだろう．

　あるいは，他人の嘲笑の的になっていたことにあとから気づいたときにも，強い羞恥が沸き起こるだろう．同時に，自分だけが知らずに，他人はとうに知っていたのだとわかると，そこにくやしさが加わる．

トラウマ

　ASDはトラウマに親和性が高い．あらゆる出来事がトラウマとなりうる．一つの要因として考えられるのは，彼らの言語のあり方である．

　出来事に遭遇したとき，われわれはそれに対して感情的に反応するとともに，言語的に意味づける．そして生活のなかの一コマとして組み込む．最終的に，出来事は物語られる形で記憶のなかに収められる．時間のもつ堆積作用は，こうした言語の物語機能による．

　たとえば，子どもが親にきびしく叱られたとする．当座は大きな衝撃に何も反応できないかもしれないが，やがて，親の理不尽にやるかたない怒りを感じたり，くやしさにさいなまれたり，悲しみにくれたりするだろう．そして叱られた理由をあれこれ考える．こうして時間が経つうちに，出来事は処理され，古ぼけていく．よほどの出来事でないかぎり，

トラウマになることはない．

　言語のもつ抗トラウマ作用なるものをまとめると，次のようになるだろう．

① 未分化な衝撃を表象としてまとめあげる．
② パニックではなく，感情的な反応へと変換する．
③ 出来事を意味づけ，一般化する．
④ 起きたことを場面・文脈から引き離し（デカップリング），操作可能にする．
⑤ 物語化する．

　ASDの場合，定型者と異なり，言語による経験の構造化，出来事の物語化が不十分である．出来事はそのつど強い衝撃を与えるものとなる．そして言語的処理を受けないために，記憶は映像的に保存されることになる．

　ただし，その映像的なものが即座に症状としてのトラウマになるとはかぎらない．というのも，トラウマをこうむる自己が未分化だからである．症状が起きるフィールドがまだできあがっていない．傷を受ける素地となるもの，すなわち自己が，まだ編み込まれていないのである．パニックを引き起こすこともあるが，出来事は断片化した意味のわからないものとしてとどまる．

　むしろ，のちに自己にめざめるとき，過去の出来事はトラウマになる．いわゆる「事後性」とよばれる現象である．出来事は，あとになってから，意味づけを受ける（図12-1）．たとえば，いじめを受けていても反応を示さなかった子が，のちに「あれはいじめだったのだ」とわかって，フラッシュバックに苦しむことになる．「鳥になりたい」といった青年は，社会人になってから初めてなぜ叱られたかを理解し，弟をいじめていた青年は，のちになって虐待していたと気づく．自己ができるとともに，過去の出来事はその自己には容易に組み込むことのできないものとなり，トラウマとして自己を侵襲するものとなる．

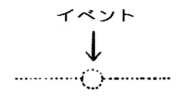

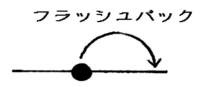

図 12-1　トラウマの事後性
ASD の場合，トラウマ的イベントが起きても，その時点では病因性をもたないことが多い．まだ自己が未形成であり，イベントのもつ意味もとらえがたい．のちに自己にめざめたとき，イベントは自己に組み込めないものとして事後的に病因性をおび，症状化することになる．自己にめざめる前の ASD は，まだ歴史性が希薄であり（破線で示す），過去に起きた出来事は，相互に結びついていない．のちに自己にめざめると，歴史性が形成され始めるが（実線で示す），トラウマはそれに対する脅威となる．

　今一つ重要なこととして，定型者にとって，言語がその物語機能によって抗トラウマ作用をもつのに対し，ASD は，物語機能とともに，過去の出来事がトラウマとなるという逆説的なメカニズムがある．定型者の場合，トラウマは経験の連続性を切断するものとなるのに対し，ASD では，経験が連続性を獲得し始めると，過去の出来事がトラウマとなる．

　第 4 章（p.78）で，ドナ・ウィリアムズのまばたきを取り上げたが，ドナはそれによって時間を断片化し，自他未分の世界を取り戻そうとしている．その世界のなかでは，母からの暴力は断片的なショットであり，虐待

ではなくなる.

　その当時は，何の邪気も悪気もなくやったこと，あるいは「私心なき傍若無人」など，善悪の手前にあったものが，たいていの場合，あとになって「悪」となる．善悪の判断がもち込まれるとき，弟に自分なりのルールの厳格な遵守を強いたことも，「鳥になりたい」という率直な受け答えも，悪となる．しかし気づいたときには，すでに手遅れである．
　なお，杉山[4]は，ASDにおけるフラッシュバックを，「タイム・スリップ現象」と呼んでいる．彼らは，過去に起きたことを，あたかも現在の現象であるがごとくふるまい，想起内容に対して著しく距離が取れない．これらの現象は，青年期になって自我ができてくると生じるのだとしている．また，森口奈緒美は，断片的に過去の世界に行ってしまうタイム・スリップ現象の他に，芋蔓式に想起されるタイプがあることを指摘しており，それを「タイム・ストラップ」と呼んでいる[5].

もう一人の自己

　自己というものは「一人」と相場が決まっている．9か月革命を端緒として，象徴的個体化を成し遂げた定型者にとってみれば，当然のことである．
　ただし，自己というものは，それほど一貫性のあるものでもなければ，整合的なものでもない．さまざまな矛盾する側面を抱えている．葛藤に引き裂かれたり，受け入れがたい出来事に遭遇することも幾度かあるだろう．感情の起伏もあれば，いくばくかのうらおもて，あるいは陰日向もあるだろう．そうしたものがありながら，一つの人格にまとめあがっている．むしろ，こうした矛盾や圭角をはらむのが人格というものであ

---

[4] 杉山登志郎『自閉症の精神病理と治療』（杉山登志郎著作集1），日本評論社，2011，p.47
[5] 森口奈緒美『平行線―ある自閉症者の青年期の回想』ブレーン出版，2002, p.64

り，そうしたもののないフラットでモノトーンな人格の方が，不自然に感じられる．

すでにみたように，こうした人格の統合を担うのが φ である．多少の変化があっても，同一性が揺るぐことはない．かりに「人が変わったみたい」と形容されるほどの変化があろうと，別の人になったとはみなされない．その人が変わったのであり，その人であることには変わりない．

それに対して，自他未分で，φ が未形成の ASD の場合，いざ自己にめざめ，自分を一つにまとめあげるとなると，それは容易なことではない．φ のような融通無碍なものがないため，矛盾を抱え込むことができない．それゆえ，時として，もう一人の人格を作り上げる必要に迫られる．二人の女性の自己記述を以下にしるす．

vignette

22歳女性．高校時代までは，自分の思うがままに即行動に移し，しばしば人格転換していた．人とぶつかると，アニメで観たシーンのように人をなぐっていたが，注意されてもなぜ悪いのかがよくわからなかった．

大学に入ってから，「他人がいるとか外部があるということ」がわかり，「えー，そうなんだ」と驚いた．2年生になると，自我というものが出てきたが，「それまで自分は王様だと思っていたのに，こんなつまらない世界に棲んでいるんだ」と驚いた．

その頃から，他人の意見が入ってくるようになり，それで自分が空っぽになりそうだった．あるとき，真面目な男子学生が，彼女に好意をもち，合理的で正しい生き方を教えようとしたところ，それを「真似しすぎて」しまい，「イマジナリー・フレンド」ができてしまった．彼女によると，その「イマジナリー・フレンド」は自分自身でもある．もし彼がいなくなったら，死んだ方がましと思う．なぜなら，彼がいないと現実がいろいろ入ってきて，自分がなくなってしまうからという．

無邪気に行動していたところに，他者の存在を自覚したとき，できたての，そして王様から人並みへと追いやられた自己は，この圧倒的な他

者たちによって空っぽになりそうになる．おそらくは，強い被影響性があるのだろう．そこに，彼女は，たまたま自分を教導しようとした男性を，想像上のパートナーとして自分のなかに取り入れた．この「彼」は彼女でもあり，彼がいなくなると，自分もなくなる．綾屋のいう「司令塔」（第8章 p.138）の役割を果たしている．

vignette

21歳女性．大学に入った頃から，「もう一人の自分」をはっきり意識するようになった．それは男性で，彼のことを「神」と呼んでいるが，私には違いない．彼は私の方に手をおいて「だいじょうぶ」といってくれる．

でも，いつもやさしいわけではない．「公理」を司るのも彼であり，「君は死ななければならない」と言ってくることもある．「公理」とは，できないことを強制されると死ななければならないということ．彼と一緒になると安心感がある．彼が乗り移って男になる．でも完結すると蓋をすることになり，世界が小さなものにまとまってしまうので，まだ早いと思う．

神は私を愛しており，鏡に自分を映すと，その像は私になる．公理に従って死ななければならないにしても，彼は私を殺すことを許さない．彼は自分がそうなっていく対象であり，矛盾をなくしたいと思っている．彼が一貫性をもって矛盾をなくそうとしたら破綻がくるので，そのときのために自分はいる．

彼は理性であり，私は信仰をつかさどる．信仰とは目の前にある机を「ある」と信じることである．「何々せよ」という命令は必要だが，自分では出せない．もう一人の自分が必要．それは神であり，神は私を愛している．

ASDの孤立した自己は，よるべがない．そして世界のなかの余計者である．論理に遭遇すると，それに乗っ取られる．あるいはローラーをかけられたように，少しできかけた襞が消滅する．整合性を追求すると，

自分は要らないものになる．自分と自分の考えとの間，そして自分と他者との間に，まだ充分な隙間がないのである．

　定型者の場合，φが隙間を作る．φは自己と他者を切り分ける．自己を現前から引き離す．自己のなかのさまざまなパーツをまとめあげる．そして，他者の考えに染め上げられることもなく，自分の考えに対してさえも留保することができる．

　この事例の場合には，もう一人の自分の存在によって，自分のなかに隙間が作られる．「彼」は神として，論理や命令を司る．彼女は神が鏡に映って現れたものであったり，目の前にあるものを「ある」と信じたり，「彼」の命令を行動に移す．

　こうして形成された「もう一人の自己」は，自己にめざめたばかりのASD者にとって，しばしの間，パートナーとしての役割を果たす．時として，違和的なものとなって，「症状」になることもあるが，その場合にも，本人にとって，どのようなものであるかを吟味する必要がある．すぐさま解離性障害であるとしたり，自我障害，さらには幻覚や妄想などと見誤ってはならない．

他者へのめざめ

　そもそもの出発点において，ASDにとって他者は関心の埒外にある．ただし，それはこころをもった存在としての他者に対してである．おそらく奇妙な動きをするものとしては認知されているだろう．そしてその動きは，時として自他未分の世界の連続性をおびやかすものとなり，パニックを引き起こす．他者の志向性というのは，彼らにとってはつねに不意打ちのようなものである．

　あるいは好奇心の対象になることもある．度を通り越した悪ふざけをして，大人を困らせる者もいる．ただ，その場合には，端的に「反応」を楽しんでいるのであり，他者はこころをもった存在としては認知され

ていない．アスペルガー[6]が助言しているように，怒ることも，好かれようとすることもせず，反応を控えると，関心は引き上げられる．

時として，他者は全知全能の存在とみなされていることもある．とりわけ親や教師や医師などがそうみなされやすい．彼らはすべてを知っており，間違えることがない．

このころ私は，ぼんやりとではあるが，こんな仮説を持っていた．どうやら，母を始め，私のよく知っている大人たちは，私の身に起きたことを全部知っているようだ．たとえその場にいなくても，私のことは，残らず見えているようだ．そう考えれば，いろいろなことの説明がつく．だって，彼らは，そうでも考えなければ説明のつかないようなことまで知っているではないか．

「ほら，お腹いっぱいになったわね」「お前にはそんなものはいらないのさ」「あなたは疲れているのよ」「もうお腹が空くなんておかしいわよ」彼らはそう言うではないか．…

さらに大人は未来のことまで知っているらしい．「これで大丈夫だ」「大きくなったら，パーティーに招いてもらえるようになるわよ」「やってみて損はないさ」「楽しいわよ．あなたも好きになるわ」と言っているではないか[7]．

ただ，全能性を託された存在は，まだ人格性をもっていない．機械のようなものである．われわれがスーパー・コンピューターやグーグルに対して勝手に全能性を投影しているのに似ている．

---

[6] Asperger, H.: Die 'Autistischen Psychopathen' im Kindesalter, Archiv für Psychiatrie und Nervenkrankheiten 117 : 92, 1944

[7] Gerland, G.: A Real Person : Life on the outside. Souvenir Press, London, 1997, p.79（グニラ・ガーランド『ずっと「普通」になりたかった』ニキ・リンコ訳，花風社，2000, pp.87-88）

ASDの自己へのめざめは，他者というものの存在に気づくことによってもたらされる．

彼らの世界に他者が出現し，最終的に自分と同等の等身大の存在に落ち着くまで，それはさまざまな様相をまとって彼らに立ち現れることになる．

もっともポピュラーな現れ方は，対人緊張である．定型者用の診断カテゴリーに落とし込むなら，社交不安障害（SAD）である．実際，SADは抑うつと並んで，ASDにおいて頻度の高い二次障害である．

自己にめざめるとき，彼らはなにもまとっていない裸の自分を，人前にさらしだすことになる．新たに出現した他者たちにとりまかれ，強い緊張のもとにおかれる．本来，自他未分という襞のない世界に生きていた彼らは，新たにできた自分を隠す場所をもたない．

先ほどの弟を虐待していたことに気づいた事例を思い起こそう．フラッシュバックの出現に先行して，中学時代に，強い対人緊張の時期がみられている．ただし，他者に対する意識はまだ充分には分化していない．漠然とした，しかし強い緊張のもとにおかれているが，対人恐怖症のように，自他の意識が屹立する「視線恐怖」のような症状形成には至っていない．そして，教室のなかの逃げ場のない緊張のもとで，奇声をあげるという形で，パニックが引き起こされている．自他未分の時代をまだ引きずっているのである．実際，コントロールのきかない動きをする他者は，めばえたばかりの自己にとって大いなる脅威となる．

この時期，基本的に，他者の方が自己より圧倒的に強力である．それゆえ強い影響をこうむる．自分を教導しようとした男性を「イマジナリー・フレンド」として取り入れた女性は，その男性のデバイスが自分自身になったという．ただ，そのおかげでさまざまな他者の影響から身を守り，それまでの自分がなくなってしまうという事態を免れたという．もし「イマジナリー・フレンド」がいなくなったら，死んだ方がましとさえ述べている．

実際，他者の存在にめざめたASDは，そのつど，相手によって振り回されることになりがちである．ϕが未形成であるため，目の前の他者

に逐一影響を受けることになる．それゆえ，以前とはうってかわって対人過敏になることがみられる．こうした被影響性については，第8章でみたところである．

他者にこころというものがあることに気づくと，その不透明な次元がどうにも気を揉ませるものとなる．それまで単なる情報の媒体として処理していた言葉に，裏があるのではないかと勘繰る．あるいは自分だけが蚊帳の外におかれており，暗黙の決まりごとや示し合わせていることがあるのではないかと疑心暗鬼となる．時として妄想的に発展することもみられる．

プロテスト

めざめたばかりの自己は，いかにも頼りないものである．他方ではまだ角が取れておらず，生硬なものでもある．しばしば対人関係をぎくしゃくしたものとすることがある．

vignette

　21歳女性．実地研修中，自傷行為がみられたため，途中でリタイアするように指示されたが，「納得がいかない」と食い下がった．

　本人の言い分は次のようなものである．たとえば移動する際に少し隊列から離れていたのを注意されたが，それがいけないのならオリエンテーションで言うべきであった．しかもオリエンテーションでは私語が多くて聞き取りづらく，できればきちんと文書で示してほしかった．学友たちは「つらそうなのがわかる」と言ってくれるが，同情するくらいなら，自分のできないところを手伝ってほしかった．「わかる」といっても絶対わかっていないはず．自分が自傷したのをみて「悲しい」といった人がいたが，それはおかしいと思う．自分は迷惑をかけていることを自覚して，皿洗いなどを率先してやっていたが，そんなことをせず，仲間内で酒を飲んでワイワイやっている連中がまともとされているという．こうした彼女の主張に教官はサンドバッグ状態だったとのことである．

実際，彼女の言うことにはもっともなところが多々あり，聞く側には，現実の方がいい加減であると思わざるをえない気にさせられる．そして実際，現実はいい加減に構成されているものである．

　こうしたプロテストにあたって，時として利用されるのが，獲得したばかりの理念である．ASDは理念形成に難があるのだが，その分だけ，硬直した使われ方をする．理念とは，「権利」や「自由」などである．あるいは，「ハラスメント」であるとか，「安全配慮義務」というような理念で，相手を責めることもある．昨今の風潮では，切り札のように機能するようなことばであり，乱用されがちである．たとえば，遅刻をとがめられて，「パワハラだ」と非難するような場合もあるときく．もっとも，ASD者自身も，こうした理念をもって説かれると，あっさりと納得してくれることがある．

まとめ

　ASDに現れる症状群は，彼らの抱えている基本的な問題と，発達や成長にともなう課題，そして環境との相互作用によって形成される．

　それに対して，定型用の診断学をただ当てはめるだけでは，彼らの立ち会っている困難は見失われてしまう．そして対症療法的な薬物療法に終始することになる．少なからぬ事例が，副作用や有害事象に苦しむ．たまたま奏効することはあっても，それだけで彼らを支えられるわけではない．逆に，どのような困難のなかにいるのかがわかれば，症状がもっている意義はむしろみえやすいものとなり，対処の仕方もみえてくることが多い．

　最後に，青年期・成人期ASDにおける事例化についてまとめておく．

① パニックが基本にある．
② 孤立のなかで自己にめざめ，心細さや居場所のなさ，それまでの自分の否定ないし喪失のなかで，抑うつに傾きやすい．
③ 他者の存在に気づくとともに，それに圧倒され，強い対人緊張や

被影響性をこうむる．
④ トラウマや感覚過敏のように，それまでも潜在していたが，自己が形成されるとともに症状化する逆説的な機制がある．

13章
鑑別診断──統合失調症と境界性パーソナリティ障害

　この章では鑑別診断について検討する．基本的に，ある事例がASDと診断されれば，器質的な疾患をのぞいて，この診断が優先される．他の診断カテゴリーが当てはまっても，プライオリティーはASDにある．ASDの精神病理から敷衍できるかぎり，別の診断名を増やす必要はない．増やすとすれば，それによって，治療的な利益が得られる場合にかぎられる．

　ここで取り上げるのは，統合失調症と境界性パーソナリティ障害（BPD）である．これらとの鑑別をとおして，ASDの様態がより鮮明になるように試みてみよう．ただし，鑑別の原則はむずかしいものではない．統合失調症はASDの対極にあり，BPDの多くは誤診である．

統合失調症との鑑別

統合失調症は定型発達の病である

　ASDの臨床で，鑑別診断の対象としてしばしば取り上げられるのが統合失調症である．素朴にみるなら，確かに二つの様態の間には，何らかの近縁関係がありそうである．あるいは「自閉」という用語が両者に共通していることが示すように，外界や他者とのかかわりも似ているようにみえる．

だが，すでにカナー[1]が，統合失調症の自閉が「退却 withdrawal」であるのに対し，自閉症では「孤立 aloneness」であると指摘したように，両者の間には決定的ともいえるような違いがある．また，経過研究が示すように，自閉症から統合失調症への移行，あるいは両者の合併は少ない．たとえばローナ・ウィング[2]は，1989年の時点で，典型的な統合失調症をもった自閉症成人はまだ経験したことがないと述べている．またドナ・ウィリアムズは，精神科医によって統合失調症と診断されたが，のちに振り返って，「自閉症は統合失調症の対極にある」と明言している[3]．

　このように両者は似て非なるあり方を示す．そして鑑別の原理は，ごくシンプルなものである．それは，統合失調症は定型発達のベースの上に起こる病であるということである．発達をめぐる問題ではない．おもに青年期から成人期において，定型発達をいったん遂げた個体に，それまでとは異質な精神病状態が割り込み，さまざまな経過をたどる，そうした病である．それに対して，ASDは発達の異型であり，原則的に，大きな切断なく経過する．

　もちろん，臨床場面では，鑑別が容易でない事例に遭遇することもないわけではない．これは精神医学の診断カテゴリーのもつ宿命のようなものである．また，ASDのベースの上に，精神病症状が出現することはありうる．その際，幻覚や妄想など，個々の症状に着目するなら，両者に共通してみられるものも多い．通り一遍の症状の数え上げが主流の現在の診断学に依拠するなら，区別がつかないかもしれない．緊張病症候群などは，両者ともに起こりうるものであり，横断面だけでみるなら，鑑別できないこともあるだろう．

---

[1] Kanner, L. : Autistic Disturbances of Affective Contact. Nervous Child 2 : 248, 1943
[2] Wing, L. : Autistic adults. Gillberg, C. (ed.) : Diagnosis and Treatment of Autism. Plenum Press, New York and London, pp.419-432, 1989
[3] Williams, D. : Nobody Nowhere. Doubleday, 1992, p.182（河野万里子訳『自閉症だったわたしへ』新潮文庫，2000, p.448）

しかし，ここで示した鑑別の原則は，木で鼻をくくったように，単に定義が異なるといっているのではない．それぞれが違った地盤に拠って立つ以上，一見似かよってみえようとも，まったく異なったものであるということである．

このことをもう少し突っ込んで考えてみよう．定型発達においては，自己と他者，あるいは自己と対象は明確に分節化されている．こちら側には私がいて，向こうには他者がおり，そして対象がある．すでに何度も言及したように，ϕの与えた構造である．

統合失調症はこうした構造を出発点として，その構造自体が壊乱するような形で発症する．そして自己と他者の分節が，一時的にせよ維持したがいものとなる．だが，病前においては，安永浩[4]のいうように，彼らはむしろ他者や対象との間に長い心的距離を維持している．あるいは維持しようとしている個体が多い．この点において自他未分のASDとは対極的である．そしてつねに他者からのまなざしによっておびやかされ，まどろめない．

しばしば，統合失調症では，自我境界が脆弱であるといわれる．だが，それは発病したあとのことである．しかもかなりアバウトな表現である．発病前の構造としていわれることもあるが，むしろ「外界や他者が侵襲してくることに対して過度に敏感である」と言い換えた方が適切である．あるいは，自己にめざめたときに他者と遭遇したことをどこかで知っており，自分の内面に，その他者が忽然と現れるのではないかとおびえている．いずれにしても，ASDのような自他未分とはまったく異なる．

他者に対する過敏性の有無は，鑑別上，重要な指標である．これはASDが，他者の志向性に気づかないこととはまったく対照的である．

---

[4] 内海健編『安永浩セレクション』ライフメディコム，2014

被害感

とはいえ,これまでみてきたように,ASDも発達の途上で,いずれは他者というものの存在に気づくようになる.それはしばしば,驚愕をもって発見される.前章でみたように,まだめばえたばかりのよるべのない自己が,あらたに出現した未知の存在にとりまかれるという布置は,強い対他意識や対人緊張をもたらすことになる.そして,他者たちには自分の知らない暗黙のルールがあるらしいことに気づき始めると,妄想的な被害感を抱くこともあるだろう.

> そして年齢が進み,周囲が見えてくると,ある日,はたと気がつくのです.どうも,みんなは自分の知らないことを知っているらしい.自分の知らないところで打ち合わせまですませているらしい.自分にはわからない言葉で相談をしているらしい.でも,それが何なのかはわからない.なぜ自分だけ,みんなと同じように正しく反応できないのだろう[5]?

ASDの関係念慮は,彼らのおかれた状況を考えると了解しやすい.まだよく正体のつかめない相手に対して,推論を動員して,何とか理解しようとする試みの産物である.ともすれば邪推になりがちであるが,初歩的な心理学を駆使しているようなわかりやすさと不自然さがある.統合失調症の場合のように,直観的に妄想的な意味を察知するような異質性や飛躍はない.

中根[6]は,ASDにみられる統合失調症類似の症状は状況依存的であるとしている.それらは彼らが多面的な理解ができないがための発言であり,適切な対応によって納得できればみられなくなるものであるという.被害感もそうしたものであることが多い.

---

[5] ニキ・リンコ:訳者あとがき.グニラ・ガーランド『ずっと「普通」になりたかった』ニキ・リンコ訳,花風社,2000, p.281
[6] 中根晃:自閉症は歳を重ねることによってどう変わるか.精神科治療学 9:435-443, 1994

全能の他者

　これも前章でふれたことだが，ASD の場合，他者は時として全能性をもつ．というのも，彼らにとって，他者には他者なりの世界があることがわかりにくいからである．「他者なりの世界がある」ということは，他者が私とは区別された固有の存在であるということだが，同時に，限定的な存在であるということも意味している．つまり神のような存在ではないということである．

　全能の他者は，自分のことをすべて知っている．それゆえ，一見すると，考想察知や思考伝播とみまがうような現象を引き起こす．統合失調症の場合と異なるのは，一つには，それがデフォルト設定になっていることである．ある意味で，他者がすべて知っているのは，彼らにとって当然のことである．それゆえ，あまり切迫感をもっては語られない．そこがまた定型者には不思議な感触を与える．

　今一つは，考想察知や思考伝播のように，見抜かれたり，筒抜けになってしまったりするような「内面」というものが，そもそも未成熟であるという点で異なる．彼らは自他未分から一歩踏み出したばかりであり，自我障害の前提となるプライベートな心的空間がまだ充分には形成されていない．

　他者が全能性をもつことには，ASD のことばを受け取る能力もそれに関連している．彼らはことばをそのまま受け取る傾向がある．デカップリングするのがむずかしい．字義通りに受け取るのでなく，とりあえず括弧に括って，自分なりにとらえ返すということができない．それゆえ，他者から言われたことが，他者の意見として限定されず，いわば普遍的真理のようなものとなる．それゆえ，そのまま浸透してしまうということが起こりうる．

　こうした現象は，統合失調症の作為体験に似ているが，やはり決定的に異なるところがある．綾屋[7]は，他者からの影響の受けやすさについ

---

[7] 綾屋紗月，熊谷晋一郎『発達障害当事者研究—ゆっくりていねいにつながりたい』医学書院，2008, p.106

て,「のっとられ感はあるが,じぶんに浸食しない」と述べている.あくまで一時的な「のっとられ」であり,統合失調症のように,内面にまで入り込んでこない.これもまた内面の形成不全による.

他者の様態

十一[8]は,カプグラ型妄想を例にとって,ASDと統合失調症における他者の現れ方を対比して示している.カプグラ型妄想とは,替え玉妄想とも呼ばれ,よく知っている人物を偽物ととらえる症状である.

筆者なりにパラフレーズして紹介すると,たとえば,父親に叱られた子どもが,「あれはお父さんそっくりのにせものだ」と言ったとする.子どもがASDの場合は,「だって,お父さんはあんな叱り方をしない」という.それに対して,統合失調症の場合には,「本物そっくりだけど,どこかがちがう」となる.

ASDの場合には,属性が変わると,他者は別人になってしまうことがある.「お父さんは,いつもと違う叱り方をしている.どうしてだろう」とはならない.第6章でみた,固有名の議論を思い起こそう.固有名の与える指示機能は,われわれを象徴的に個体化するものであり,それによって,われわれは多少の属性の変化があっても,その人を同一人物とみなす.ASDの他者認知において,しばしば欠けているのが,こうした他者の象徴的同一性である.それゆえ,そのつど与えられたものから,対象があらたに構成されるというようなことが起こりうる.

他方,統合失調症のカプグラ型妄想の場合には,他者の属性は同じであるにもかかわらず,あるいはそうしたこととは関係なく,何かが違う.それが何であるかは,いわくいいがたいのであるが,それでも決定的に違う,という直観がある.どうしてもそう思えてしまうので,そう思わざるをえないのである.

つまり目の前に現れたかぎりの現象では説明できない何か,現前の他

---

[8] 十一元三:広汎性発達障害と統合失調症の症候論的異同.臨床精神病理 29:297-304, 2008

者の背後にある何ものかについての変容を，統合失調症は直観している．これは経験的次元のものではない．それゆえ，それが何であるかを伝えるのは困難である．だが，それは目の前の他者をまさに他者たらしめている何かにかかわっている．

　もっとも，ASD者がその出発点において，他者をまったく意識していないわけでもない．ただし，志向性を軸としてこころとこころが応答しあう関係にはなかなか入ることができない．むしろ，自然界にはない奇妙な動きをする物体としての人間に対しては，意識を向けている．あるいは興味を示す．たとえば，アスペルガーが記載した，大人を怒らせて面白がっているような少年たちも，その一例である．こうした場合，総じて，他者に対するおびえがない．
　彼らが他者というものを恐れる場合は，他者が彼らにとって，予測できない動きをするからである．そしてパニックを引き起こす．他者は，彼らの自他未分の世界への闖入者であり，整合性のある秩序を壊乱するものだからである．
　前章で述べたように，彼らが自己にめざめ，他者というものに気づき始めたとき，一転して他者に過敏になる．ただし，それは未知のものと遭遇した恐怖であり，場合によっては興味である．それゆえ未分化で，アモルフである．得体の知れない怖さはあっても，与えられた現実から大きくジャンプすることはない．
　ASDの認知特性の一つとして，ボトムアップ型の情報処理プロセスが挙げられるが，他者もまた，それに類似した形で構成される傾向がある．つまり与えられた素材（感覚与件）から組み立てられる．その組み立て方が，トップダウン型の制御を受けないので，歪んだり，まとまりが悪かったりする．中根が状況依存的というのもこうしたことと関連するだろう．他者に対して妄想的となることがあっても，歪んだとらえ方という範囲にとどまることが多い．
　それに対して，統合失調症に出現する他者は，経験的次元を超えたものである．経験の条件として背後にひそんでいるものであり，通常は表

表 13-1　ASD と統合失調症の鑑別

	ASD	統合失調症
出発点となる経験の構造	自他未分 他者の志向性に気づかない	自他の分節（長い心的距離） 他者の志向性に敏感
症状の出現様式	発症前と連続的 異質性が希薄 状況から了解しやすい 対峙する内面が未形成	発症前との断絶 異質性が突出 状況から断絶 内的な崩壊感
病的な他者の様態	予測不能な動きをする他者 経験的な他者 ボトムアップ的構成 全能性を仮託される	先回りする他者 超越論的次元から到来 容易に姿を現さない 自分のことをお見通し
妄想的意味づけ	推論による意味づけ	直観的な啓示

に現れることはない．発病とともに，この他者は，素知らぬ顔をして，経験世界にまぎれ込むようになる．それは容易に正体を現すことはないが，こちらのことはお見通しで，自分さえ知らない自分の秘密を握っているようである．

　こうした他者に該当するものがあるとすれば，自己に先んじて到来し，自己をめざめさせた他者である．しかしめざめたときにはすでに姿をくらましている．それは，われわれの経験に先行し，その条件となっているという意味において，超越論的である．統合失調症が定型発達をベースとするというのは，こうした構造を前提として起こる病態だからである．

　統合失調症においては，具体的に現れる他者もまた，こうした超越論的な次元へ突き抜ける．他者のさりげない語りかけも特別な意味があるようにも感じられる．日常的なフィールドの上で語られるのではなく，そのつど，その場を設定するような，起源的な語りとしての力をもつ．だが，それが何を意味しているのかはつかみがたい．

　ASD が，人の語りを行為として把握できず，字義的な叙述としてとらえる傾向があるのに対し，統合失調症では，過剰に行為としての意味合いを探知してしまう．ここでも両者は対極にある．

自我障害・幻聴

　ASDに自我障害を思わせる症状がみられることがある．たとえば，前章（p.229）でみたように，脆弱な自分を補填するようなもう一人の自分が現れたりもする．ただ，この場合も，統合失調症に比べると，異質性に乏しい．

　それは本人の語り口にも示される．得体の知れない恐ろしさのようなものは希薄である．また自分を内側から転覆させるような崩壊感をともなわない．むしろ，自己の統合機能を補うようなものとして語られることさえある．たとえばもう一人の自分が語りかけてくることがあるが，助言であったり，コメントであったりすることが多く，ここでも他者性が強く突出することはない．本人も冷静に，もう一人の自分の言うことを受けとめていることが多い．

　　綾屋は，新しいことを体験したり，多くの人に会った日などに，その日にインプットされたおびただしい視覚記憶が，スナップショットのように，次々にランダムに再生されるという．その際に作動するのが，「ヒトリ反省会」，「ヒトリタイワ」，「オハナシ」であり，この順に作動する．「ヒトリ反省会」は「あーでもない，こーでもない」とさまざまな可能性が乱立するだけの状態をいう．「ヒトリタイワ」は自分以外の二人の対話を聞いていたり，自分ともう一人の自分が対話する状況をいう．どちらの場合も，自分の意志に関係なく対話が進行するが，これらの声が現実の声ではなく，自分自身の生み出している声であることもわかっている．「オハナシ」は，断片的な刺激を，まったく新たなストーリーにまとめ直して再生する段階をいう[9]．

その他の鑑別点

　その他のいくつかの鑑別のポイントを補足しておこう．

---

[9] 綾屋紗月，熊谷晋一郎『発達障害当事者研究—ゆっくりていねいにつながりたい』医学書院，2008, pp.87-94

両者は，直観診断において明確な違いを示す．ここでいう直観診断とは，こちらにどのような印象が与えられるのかというような意味である．両者とも心的に遠くに感じられるという点では共通している．ただ，その「遠さ」の質が異なる．

　統合失調症の遠さとは，多くの場合，他者に対するおびえがベースにある．過敏であるがゆえに，距離を必要とする．その切実な要請は，こちら側にも伝わってくるものであり，治療者は自然と，相手に対して，安全な心的距離を保証するような構えをとる．

　もう一つの直観診断は，何かただならぬことが病者のなかで起きているという感覚である．それは内的な崩壊感とでもいうべきものであり，「われにさわるな」というメッセージがやってくるのを，治療者は感じるものである．

　それに対して，ASDの場合には，心的距離に対する切実な要請は感じられない．というより，こころというものが息づいている感触が希薄である．もっとも，自己がめばえ始めた事例では，弱々しいながらも感じることができる．質量は軽いが，薄張りの硝子のような脆さは感じられない．統合失調症の場合のように，ちょっとした不用意さが，すぐに彼らを傷つけてしまうのではないかという危惧は起こらない．

　ASDには，どこか梃子でも統合失調症にはならないといった奇妙な強靱さがある．イメージで表すなら，他者の侵襲に対して，統合失調症には亀裂が入るのに対し，ASDは歪みで反応する．容易には崩壊しない．ただし，志向性を向けられることが脅威になることは，考慮に入れておかなければならない．だが，その場合にも回復は速い．

　経過もまた鑑別の参考になる．統合失調症の場合には，「発病」という形式をとる．明確にその地点を同定することはできないにしても，なにかその人の本質にかかわる変化が起きてしまったことをあとづけることができる．古典的には，"Knick" と呼ばれる折れ曲がりが知られている．また，発病後については，この疾患特有のいくつかの経過型がある．

　他方，ASDの場合，精神病状態は，基本的にはエピソードにとどまり，例外はあるにしても，限定的な経過をたどる．回復というより復元と

いった方が実情に合っている．
　薬物への反応も，参考になる．基本的に，ASD が向精神薬に弱いということは，よく知られている．精神病症状に必要と思われる量に対して，身体への負荷や侵襲が過度で，飲むに耐えないということが起こる．充分な配慮をして投薬した上で，強い拒否にあうことは，ASD をうかがわせる所見である．

BPD（境界性パーソナリティ障害）との鑑別

重ね着症候群
　統合失調症との鑑別は，両者のコントラストによってそれぞれの精神病理を彫琢して，ASD の診断を洗練させる意義をもつものであった．それに対して，BPD との鑑別は，もっぱら実践的な要請に基づく．実際，多くの女性の ASD 例が BPD と誤診されている．
　この問題に先鞭をつけたものとして，衣笠隆幸[10]の「重ね着症候群」がある．これは BPD ないし神経症と見立てて，精神療法的な関与をした事例のなかにみられる，発達障害がベースにある一群のことをいう．定義としては，次のような記載を拾い上げることができる．

・初診時 18 歳以上
・主訴は多彩であり，臨床診断も多彩である
・臨床症状に高機能型広汎性発達障害が潜伏している
・課題達成能力が高い
・これまで発達障害を疑われたことはない

　「重ね着」というのは，発達障害の本体の上に，BPD などの衣装をまとっているというような意味だが，要は誤診である．さらにいうなら，

---
[10] 衣笠隆幸：境界性パーソナリティ障害と発達障害：「重ね着症候群」について—治療的アプローチの違い　精神治療学 19：693-699, 2004

医原性である．インテンシヴな精神療法が混乱を与えた結果として出現した様態である．ドナ・ウィリアムズや森口奈緒美の著作は，彼女らが，自由連想を強いられたり，自分の気持ちを問われたとき，どれほど惨めな思いをさせられるかを物語っている．

このような誤診は，もっぱら精神分析などの内省志向型の精神療法でみられるものであり，数の上ではそれほど多くはない．一般臨床では，誤診はもっと安直になされる．過量服薬や自傷などの行動化があったり，治療関係上，ちょっとしたイレギュラーなことが起こっただけで，BPDと診断されている．

BPDは解体すべき診断名である

私見ではあるが，現在のような状況では，BPDとは，一部をのぞいて解体すべき診断カテゴリーである．これは何もBPDなど存在しないといっているのではない．これほどまでに人口に膾炙し，多くの臨床家をひきつけた類型が，幻であったはずはない．

それでもやはり解体すべきというのは，次のような理由による．一つは，誤診があまりにも多いことである．ASD，および双極性障害，とりわけ双極Ⅱ型障害をはじめとする双極スペクトラムが，BPDと診断されている事例の大半を占めるだろう．

双極性障害の場合，変動の激しさ，しばしば自傷をともなう深い抑うつ，対人過敏性，抗うつ薬による不安定化（混合状態），躁的な成分によるきらめきなどが，臨床家を惑わせ，誤診へと導かせるものとなる．

鑑別のポイントとしては，発病による変化があとづけられること，疾病として適切に診断された時に病者役割（sick role）を受け入れること（診療の枠組を守ること），抗うつ薬の減量・中止，あるいは気分安定薬の投与によって改善が示されること，投影同一視などのBPD特有の精神力動がみられないこと，基本性格における対人的な円滑さ（人情の機微がわかること），

などが挙げられる[11].

　BPDを解体すべき第二の理由は，スティグマである．この場合のスティグマとは，一般社会というより，医療におけるものである．この診断名は，多くの臨床家に対して，治療が困難であることをイメージさせる．いうなれば，「厄介な患者」であることを示す符牒として流通している．境界例と診断された上で，「うちでは診られません」と治療を拒否された事例に，まれならず遭遇する．それならば，診断しない方がましである．しかも大半が誤診である．

　以上の理由から，BPDという診断名は解体すべきである．かりに存続させるならば，大部分の誤診例をのぞいた本来の症例に対して，治療的関与のできる有能な臨床家が診断を下す場合のみにかぎるべきだろう．

　かつて筆者の周辺では，次のような警句が伝承されていた．「よい治療者は，境界例の治療に秀でている．ただし，できるだけ境界例という診断はしない」．

本来のBPDとはどのような様態なのか

　BPDを解体すべきであるとはいったが，現実には流通している診断名である．それゆえ無視してすませることはできない．では，本来BPDと呼ぶべき様態とはどのようなものなのだろうか．確からしいところをまずは押さえておこう[12].

　BPDの特徴として，まず挙げられるのは，独特の「不安定性」である．それが常態化している．いわゆる"stable instability"と呼ばれてきたものである．

　そしてその不安定性とは，人との関係のなかでの不安定性である．それも，とりわけ重要な人，大切な人との，二者関係のなかで起こるのが

---

[11] 内海健『双極Ⅱ型障害という病――改訂版うつ病新時代』勉誠出版, 2013
[12] 神田橋條治『医学部講義』（黒木俊秀, かしまえりこ編）創元社, 2013

特徴である．とりわけ，枠組みのないことに対して脆弱であるといわれる．

　二者関係のなかで，距離が近づくと，激しく求める．そして満たされることがない．むしろ疑い深くなっていく．特有の精神力動を示すが，代表的なものとしては，「理想化とこきおろしの交代（スプリッティング）」と「投影同一視」が挙げられる．

　それゆえ関係する人たちにとっては「厄介な人」となる．できれば手を切りたいという思いが引き起こされる．ところが，どこかひきつけるものがあり，面倒をみてあげたいという気持ちにもかられる．かかわる者は，こうした相反する思いに引き裂かれる．

　BPDは人との関係性を舞台にした様態である．通常の診断学は，症状を対象として取り出し，記述するものであり，こうした関係性のなかで現れる様態を機敏にとらえるには難がある．気分や行動の記述が主体となり，関係性についてはおろそかになりがちである．

　また，通常の診療は，診る側（治療者）と診られる側（患者）という役割が設定されているが，関係性を舞台とするBPDは，こうした構造を踏み越えていく．診る側からすれば，これは日頃なじんでいる治療の枠組みの侵犯であり，足元が揺すぶられ，面喰わされることになる．

　ASD，とりわけ女性例では，ここに示したようなBPD的な様態をとることがある．そしてそのうちの少なからぬ事例が，医原的にもたらされたものである．

距離が近づくと豹変する

　成人ASD，とりわけ女性例の臨床にたずさわっていると，臨界的な距離とでもいうべきものがあることに気づかされる．人との心的な距離感が保たれているときには，整然とした，あるいは杓子定規なふるまいをする人が，いったん近しい関係に入ると，手のひらを返したように不安定性を示すことがある．

　心的距離がつまってくると，自他未分をベースとした彼女たちの世界のなかに，それを掻き乱す他者が割り込んでくることになる．他者のふ

るまいが，自分とは別の系として切り離すことができず，共振し，逐一影響を与えるようになる．

　混乱するおもな要因として，「こころの動き」と「感情」の二つがまずは挙げられるだろう．こころというものは，彼女らにしてみれば，妙な動きをするものである．曖昧であり，予想がつきにくい．直観的に把握できないので，しばしば推論で代償する．距離が保たれている場合には，局外者として無難に推測することは可能である．むしろ得意とする場合もある．

　ところが近い関係になると，推測に必要な距離がなくなる．他者に近づくにつれ，それによってみえてきた部分にとらわれたり，拡散する多数の情報によって攪乱されたりするようになる．定型者にとっては，近しい関係とはなれ親しんだものでもあり，あるいは微妙なこころの機微が働く文化的に豊かな次元である．だが，彼女たちにとってみれば，耐えがたき曖昧なゾーンとでもいうべきものとなる．

　たとえば，相手が自分のことをどう思っているのかということが気にかかったとする．これは，他人のこころであり，原理的にこちらにはわからないことである．そこで，相手にたずねて，ネガティヴな気持ちがないことを確認したとする．そのときには少し安心するかもしれない．だが，いったん疑惑にかられると，それは際限のないものとなる．ちょっとでもそれにそぐわぬことがあれば，たちまち落ち着かなくなる．疲れた顔をしていたり，メールの返信が少し遅くなったりしただけでも，確認せざるをえない．確認しても，問題は解消しないし，さらに疑念が頭をもたげる．相手もうんざりしてくる．

　定型者がこれに類似した状態になるのは，例外的な状況である．恋愛などはその典型だろう．ASD 者は，恋もしていないのに恋をしているかのような状態となる．

感情の渦

　混乱するもう一つの要因は，感情である．「感情の読み取り障害」説があるように，ASD 者は概して感情を苦手とする．中核的な例では，

そもそも感情というものがよくわからず，無反応であるのが基本である．そうした態度はしばしば相手を怒らせるが，本人はそれに気づかない．すると相手は馬鹿にされたように感じ，よけいに怒りを増幅させる．

成人ASDでは，感情によって混乱させられるという特性がそこに加わる．感情は，まだ微弱にめばえ始めたばかりの，彼女たちの自他の分節を解除してしまう．過剰に共振してしまい，自己が消滅する脅威となる．彼女らを混乱させられるのは，他者から向けられた感情だけではない．自分のなかに沸き起こった感情もまた，制御がむずかしく，自己を押し流すものとして脅威となる．

感覚的なものを鋭敏にキャッチする彼らのセンサーに対して，感情は曖昧であり，得体の知れないものに映る．その際注目すべきことは，怒りや暴力的なものよりも，むしろやさしさや愛情の方が彼女らを混乱させる場合があるということである．この点について，参考になるのがドナ・ウィリアムズの記述である．彼女によると，暴力や自傷はかえって自分を落ち着かせるものであり，身体の傷はこころを傷つけない．逆にやさしさや親切は身がすくむという．

> 他人は，自分の虐待や一般に不幸と思われるものから自分の殻にこもっていると勘違いしているが，やさしいやわらかな感情に触れて来るものの方がこわいのだ[13]．

> 親切の方がはるかに微妙でつかみにくく，しかも心を乱されるものだった．抱きしめられると，まず最初に目が回り出す[14]．

ドナにとって，抱きしめられるという体験は，抱くという行為に込められている志向性（愛情）がよくわからないという戸惑いと，ぷよぷよ

---

[13] Williams, D.: Nobody Nowhere. Doubleday, 1992, p.92（河野万里子訳『自閉症だったわたしへ』新潮文庫，2000, p.243）
[14] 同書．p.64（邦訳．p.175）

した肉体にくるまれる即物的な異様な感覚の混合したものなのだろう．

　感情は，言語による対象化がむずかしいものである．本来むずかしいところに，ASDの言語は身体に浸透していないため，感情を整流すること対して無力である．

　「投影同一視」と呼ばれる力動も，起こりやすい．通常の投影は，自他の分節を前提として起こるものである．たとえば自分が相手に対して怒りを抱いているのにもかかわらず，それを抑圧し，相手が怒りを抱いていて，自分を攻撃してくるのではないかと恐れるというような機制である．それに対して，ASDでは，怒っているのが自分なのか相手なのか，そもそも区別がつかなくなる．これが投影同一視と呼ばれるものの正体である．

易変性

　ASDがBPDと誤診される重要な特性として，易変性がある．状況に即応して変化する人たちがいる．これは，俗に「質量が軽い」と評したASDの被影響性による．

　相手の状態によって，自分の状態がそのつど変わる．その時々の断片的な文脈に染まりやすい．場合によっては，憑依されたようになる．ただし，回復するのも速い．

　ASD者は大域的(おおまか)な把握が苦手である．状況をふわっとまとめることができない．それゆえ細部に振り回されやすい．このことを裏返せば，定型者に対して，彼女らは解像度の高いセンサーをもっているということである．それゆえ，われわれがアバウトに，いつもと変わらないはずと思っていることに対しても，微細な違いや変化のうごめきを感じ取っていることはありうる．

vignette

　　30歳女性．受診している際に，医師が緊急の電話でやむをえず中座して戻ってきたところ，それまでの落ち着いた態度から，にわかに「先生は冷たい」と非難し始めた．医師が面喰らって，中座したことを詫びた

ところ，そうではなく，ドア越しに聞こえてきた電話で話しているトーンがいかにも冷淡だったと言って，さらに非難した．

BPD の臨床特性として，理想化とこきおろしの交代という現象がある．これもまた，そのつどの相手の状態によって振り回される彼女らの自己のあり方による．いわゆるスプリッティングとわれるものである．

すでに述べたように，ASD 者は，他者に全能性を託しやすい．とりわけ医師のような存在は，そのようにとらえられがちである．理想化にはしばしばそうした機制が関与している．それゆえ，いったん理想化が崩れると，パニックに陥るということが起こりうる．それも，定型者には見落とされるような微細なことが引き金となりうる．

操作性はない

BPD の臨床特性としてしばしば指摘されるのが，操作性である．治療者を，自分の意に沿うように振り回すことを指す．それに対して，ASD の場合，基本的には操作性はない．むしろ乏しいはずである．なぜなら，こころというものがわかりにくい人たちだからである．

だが，操作性と見紛うような現象は，しばしば臨床場面で起こる．それにはいくつかの要因がある．

一つは，地続き性という心性である．たとえば公私の区別がつかない．医療という枠組みがわからず，外でのふるまいが平然ともちこまれ，それに治療者が巻き込まれてしまうということがある．ASD の臨床では，枠組みが守られるか，守られないかは間一髪のところがある．いったん枠組みが認知されれば，整然とした受療態度になる．

あるいは自他未分という心性から，治療者も自分と同じような考えをもっていると思い込んでいる．それゆえ治療者との間に齟齬が起こることに耐えられないということが起こりうる．

対人相互性が欠落していると，一方的に要求しているかのようなふるまいが起こる．「与える」と「もらう」のベクトルがわからない．本人にとってみれば当然のことをしているまでなのだが，やられた方は，異

様なものに診療の場を侵食されたように感じる．そして独特の抵抗しがたさがある．いったん例外的な要求が通ってしまうと，それを修正するのはむずかしい．たとえば診療時間や処方などについて，収拾がつかなくなることもある．

　あるいは治療者の示した親切に対して，混乱している場合がある．治療者にしてみれば，自分の示した親切が裏切られた思いにさせられることもある．それにかぎらず，医原性に誘発されている操作性があることは，つねに念頭においておかなければならないだろう．

性愛について

　ASDは基本的に，性的なことに疎い．セクシャリティというものを，あまり感じさせない．ただし，恋もしていないのに，恋をしているかのような関係に陥ることはある．

　周囲が気をつけてあげるべきことは，彼女たちが無防備であるということである．相手が自分に対して性的な欲望をもっていることであるとか，自分が今，性関係が結ばれやすい状況にいることがわからずに，不本意に，肉体関係が生ずることがある．相手の意図がわからないままに，一方的に関係を結ばされてしまうことになりやすい．

　場合によっては，起こったことの意味がわからず，一見傷ついていないようにみえることもあるが，のちに悔恨を残すことになる．

vignette

> 　20歳女性．クラブ活動で遅くなったところ，同僚の男性に泊めてあげると言われ，それに従った．身体を触られたが，それは特に嫌いではないのでそのままにしていたら，肉体関係を結ぶことになってしまったという．それとともに，中学時代に，塾講師に身体を繰り返し触られたことを思い出し，それが性的ないたずらであったことがわかったといって泣き崩れた．

神尾[15]は，恋愛や結婚によって，それまで破綻を示さなかった女性ASDが事例化しやすいことを指摘している．対人的な距離の接近や，恋愛というとらえどころのむずかしい関係が，彼女たちを混乱させる．そこにさらに性愛が加わると，一層，その度合いを増す．

ただし，恋愛よりも性愛の方がわかりやすいという側面もある．たしかに肉体的関係に限定されれば，そのようになるのかもしれない．たとえば，グニラ・ガーランドは次のように述べている．

> 私は正常になりたかった．正常になるためには，他人との間に関係を結ばなければならない．ここで私は，セックスは使えるということを発見した．私は誰とでもセックスすることができた．相手とあまり親しくなる必要がないからである[16]．

BPD的な様態をとるASDは，臨床場面よりも，市井に多いかもしれない．そのなかには著名な人も少なくない．最後に，そうした事例を紹介しておこう．

vignette
> 長谷川泰子（1904-1993）は，中原中也と小林秀雄にともに愛され，その二人に深い刻印を残した女性である．一人は日本文学史上屈指の詩人，もう一人は屈指の評論家である．
>
> 泰子は，女優になることを夢見て，19歳で故郷を出奔し，京都で3歳年下の中原中也と知り合い，同棲を始める．当時の中也は，地元の中学を落第して立命館に転入し，ダダイズムを気取り，親の仕送りで無頼漢のごとき生活を送っていた．最初のうち，二人は部屋の両端に床を取って寝ていたが，ある日，中也は泰子を襲い，肉体関係が生じた．のちに

---

[15] 神尾陽子：自閉症にみられる性差．教育と医学 53：481-489, 2005
[16] Gerland, G.: A Real Person : Life on the outside. Souvenir Press, London, 1997, p.167（ニキ・リンコ訳『ずっと「普通」になりたかった』花風社，2000, pp.180-181）

泰子は，中也の親切心を信じて同居したつもりだったので，不本意なことであったと回想している．ただ，中也は，家事も満足にできない泰子の世話を何くれとしてやり，書いたばかりの詩を読んで聞かせると，泰子は何か美しいもの，胸に響くものを感じて，ぽろぽろ涙を流したという．

21歳のとき，二人は上京し，小林秀雄と知り合う．小林は泰子を熱烈に求め始め，二人で棲むことを提案し，結局，泰子は小林のもとに走った．ところが，同居してまもなく，泰子は変調をきたし，不潔恐怖のため，何にも触らないようにと，一日中，敷物の上にじっとすわって小林の帰宅を待ち続けた．小林が帰宅すると，小林を質問攻めにして，自分の望む答えが得られないと，小林を罵倒して，叩いたり，突き飛ばしたり，時には剃刀を振り回したりした．小林は3年間，泰子の世話を続けたが，「シベリア流刑のようだ」ということばを残して，志賀直哉を頼って，奈良に出奔した．

小林が去ったあと，泰子の症状はすみやかに消失した．その後，泰子は細々と女優業を続ける．あるとき，演出家を親切心で泊めたところ，肉体関係を強要され，妊娠し，一児をもうけた．32歳，さる資産家と結婚したが，一時，不潔恐怖が再燃した．終戦後，別居し，その後は，ビルの管理人，ホテルの帳簿係などをするかたわら，映画に出演．晩年は湯河原の老人ホームに入居し，88歳で逝去した[17]．

長谷川泰子は，中原中也にとっても小林秀雄にとっても，謎めいた存在であり，彼らを揺すぶり，触媒として，彼らの創造をうながした．中也は泰子との間に，ダダイズム的な同棲関係を結んだ．だが，そこに小林という他者が割り入ることにより，手痛い喪失をこうむり，そのなかで初期の傑作「朝の歌」を書き，詩人として自己確立をはたした．小林

---

[17] 森川雪子：長谷川泰子の病跡―詩と評論のあいだに．日本病跡学雑誌 75：31-44，2008

は，その才能を羨んだ中也から泰子を奪い取ったが，その泰子によって「自意識の球体を破砕され」，私小説を捨てて，評論家の道を歩むことになる．

泰子は，ASDとしてのいくつかの特性を示している．中也のことばをそのまま受け取って同棲するという性に対する無防備さ，無頼漢のような中也とは平然と暮らし，紳士的でやさしい小林との同棲によって精神変調をきたしたこと，小林が去るや，すみやかに回復するという，対人距離による豹変など．

泰子が「グレタ・ガルボに似た女」という写真コンテストで受賞した際，撮影した写真家は泰子のことを，「貧民窟の飲屋に行っても，帝国ホテルの晩餐会にのぞんでも，周囲に少しも不調和を与えない」と批評している．文脈に対するセンサーのないことが，彼女の超然とした神秘性をかたどっていた．距離を介して接したとき，泰子は彫像のように毅然とした，謎めいた美しさをたたえた女性だったようである．

終章
臨床デバイス

 ASDは発達の一つのバリアントである．それ自体は疾病ではない．それゆえ「治療」ということばを使うことには，少なからず抵抗がある．できれば最小限にとどめたい．

 ただ，われわれのもとを訪れる事例は，みな深刻な問題を抱えている．それゆえしばしば介入を必要とする．締め括りとなるこの章では，彼ら彼女たちを支えるための臨床的な工夫について考えてみよう．

いくつかの原則

 まずは，総論的に，いくつかの臨床的な原則を示しておこう．

1．固有の世界を認めること

 これは，ASDにかぎらず，精神科臨床全般においてもっとも根本的な原則である．われわれの仕事は，われわれのもとを訪れた他者が，固有の世界をもっていることを，まず率直に肯定することである．そこからすべてが始まる．

 ただし，それはやみくもに肯定したり，何でもかんでも容認したりするのとは異なる．あくまでプロフェッショナルとしての肯定である．そのためには，彼らの棲んでいる世界がどのようなものであるかについての理解がともなわなければならない（本書に意義があるとすれば，その大部分はここにある）．

 理解とは，こちらからの押し付けではない．向こうからやってくるも

のに開かれた態度をとるうちに，われわれのなかにかたどられてくるものである．既存の知識や出来合いのマニュアルを適用して，わかったつもりになっているのは初心者の域を出るものではない．最初はいたしかたないかもしれないが，いつまでたってもやっているのは，はたでみていて醜いものである．

妥当な理解が像を結べば，「そのような世界があるのだ！」という驚きとともに，自然なリスペクトが生まれるはずである．

2．固有の発達経路を尊重すること

ASD は，発達の一つの様式である．序論でのべたように，根本的な不調和を抱えた人間は，物理的，生理的な次元だけでは完結せず，「こころ」や「社会」といったものを作り上げなければ，生き延びることができない．だが，そのあり方は一様ではない．その時代や地域に応じて，異なる文化がある．そして発達の経路も一様ではない．巨視的にみれば，今と昔では，「定型」とされる標準的な発達のあり方も大きく異なる．そして今後も変わっていくだろう．

現在，定型とされている発達経路も，バリアントの一つにすぎない．そうした観点に立てば，定型と ASD の間には，マジョリティとマイノリティの差があるだけである．

彼らがうまくいかないところについて，とりあえずは「障害」とみなして，一定の支援をすることは，必要でもあり，有益でもある．ただし，これまでの発達の経路を尊重するとともに，固有の発達の方向があることを念頭に置いておくことが大切である．

3．サバイバル

「治療」や「支援」の目標は，定型への矯正ではない．突き当たった壁を迂回したり，袋小路から引き返したりしながら，彼らのもっている資質が，それを束縛しているものから解放され，開花してゆくことである．

ASD を何か固定した障害だとみなしている医療者はまだまだ多い．

それは端的に誤りである．彼らは固有の発達を示す．それゆえ，たとえその場しのぎであっても，今立ち会っている困難を当座しのぐことには意義がある．要はサバイバルである．根本的な解決をはかることは必要ないし，すべきではない．

ただし，概して発達はゆっくりであり，「大器晩成」のような構え方で見守るべきだろう．

4. 医療が害をなさないこと

あたりまえといえばあたりまえである．俗に「中の医者」にかかることは，何もしないのと同じくらいの効果があるといわれる．とりわけASDの場合には，定型者仕様になっている社会のシステムと齟齬を起こしやすいことに注意する必要がある．医療ももちろん定型者仕様になっている．

もう少し積極的にいうなら，彼らの発達を阻害しているものを見出し，取り除くことである．何かを加えるというより，引き算の発想の方がうまくいくことが多い．ただし，それは何もしないことではない．放置は最悪ともいわれる[1]．たとえば社会的スキルを獲得することも，阻害要因を取り除くという引き算としての意味がある．

5. 自己価値の低下を修復する

われわれのもとを訪れる事例は，その多くが臨床的な問題と同時に，自己価値の低下を抱えている．その修復なしには，治療や支援は立ちいかない．それ自体が彼らの不幸であり，また，それがあるかぎり，よい未来が開けるだろうという気持ちにもならないだろう．

そのためにも，気休めを言うのではなく，彼らの世界を理解し，自然な敬意をもつことが重要である．そうすれば，自然に褒めることもできる．そうした褒められ方なら，ASD者でも悪い気はしないものである．

---

[1] 杉山登志郎『自閉症の精神病理と治療』（杉山登志郎著作集1）日本評論社，2011，p.211

ただし，敬意の裏付けがなければ，いずれはメッキが剥がれることになる．

また，実生活においても，成功体験をもつことが役に立つ．成功は自己価値を高め，失敗は落とす[2,3]．これは定型であろうと ASD であろうと同じである．

6. できないことをさせない．やってはならないことは容認しない

現在抱えている「障害」に対する基本的態度である．

関与のためのデバイス

「デバイス」という発想

治療や介入にあたっての，いくつかのデバイスを提示する．「デバイス」などというと，いかにも軽い印象を与えるが，手を抜くことではない．彼らの精神病理から導き出される基本的態度である．

定型者が，象徴的個体化によって，ϕ を核として強いまとまりをもつのに対して，ASD 者はもたない．彼らがかたくなな様態をとることがあるのは，まとまりのなさを代償しているのであり，本来は自己の質量は軽く，被影響性が強い．このことはすでに第 8 章などでみたところである．定型者からの，そして医療からの働きかけは，意図せず強い刻印を与えてしまうことになる．

vignette

> 32 歳男性．エンジニアとして実績を挙げ，グループ・リーダーに抜擢された．それからほどなくして抑うつ的となり，欠勤を繰り返すようになった．

---

[2] Churchill, D. W. : Effects of Success and Failure in Psychotic Children. Arch Gen Psychiatry 25 : 208-214, 1971
[3] 中根晃『自閉症児の保育・子育て入門』大月書店，1996

その後，自ら精神科クリニックを受診して，治療を受けるようになったが，はかばかしい改善をみなかった．やむをえず休職したが，復職後も欠勤を繰り返し，それに対して悪びれた様子もうかがわれなかった．不調を理由に会社を休んだ日には，家族と遊びに出かけたり，趣味に打ち込んだりして，しかもそれを隠そうともしないので，同僚たちの不興をかった．

　産業医がそのことについて問いただしてみたところ，「主治医から『調子のよいときには出勤して，悪いときには休むようにしなさい』と指示を受けました」と答えた．あらためてどのような見立てだったかを聞くと，「躁うつ病で，一生治らない．薬はずっと飲み続けなければならない．病気とうまくつきあって，自分の状態に合わせて仕事をしなさい」と初診のときに言われたとのことである．以来，彼はその指示を文字通りに遵守しているようであった．

　以前の彼は，時には月間100時間を超える残業を苦にすることもなく，開発に取り組んでいた．厳しい顧客を相手にしても物怖じせず，たとえ納期が遅れて叱責を受けても，平然としていた．「無理なものは無理です」といわんばかりの対応に，顧客は激昂することもあったが，それを意に介する様子もなかった．彼が高品質なプロダクツを仕上げて着実に納めることがわかると，顧客は次第にそのやり方に任せるようになっていった．

　抑うつ的な状態になった背景についてたずねると，当初は「わかりません」といい，見当もつかず，途方に暮れたようであった．面接を重ねるうちに，「リーダーになった時，『仕事をふる』ということが，いったいどういうことなのかわからず，混乱してしまいました．自分でやるしかないと思ったのですが，そういうわけにもいかなくて…」といったことが語られるようになった．

　その後，彼のASD的側面について注意を喚起してもらうべく，産業医は主治医に情報を提供したが，それに対して「わたしは躁うつ病だと確信しております」という返事が戻ってきた．結局，状態は改善することなく，再度の休職ののち，就業規則によって退職となった．

この事例は，ほとんどレイマンのような診断と治療方針を真に受けて，実直にそれを遵守したあげく，経過を損ねている．もちろん，定型者も医療からのメッセージには強い影響をこうむるが，ここまで染め上げられてしまうことはない．
　もっとも，曖昧なメッセージはASD者を混乱させる．それゆえ，避けるべきものである．ただ，この場合のように，人生を決定づけるようなメッセージを安易に伝えるべきではない（「躁うつ病」の場合でも同じことではあるが）．
　同時に，この事例の医師のことばには，「病気とうまくつきあう」であるとか，「自分の調子に合わせて仕事をする」といった，曖昧なメッセージも含まれている．結局彼が飛びついたのは，「調子のよいときには出勤して，悪いときには休むようにしなさい」という，わかりやすいが，適応的でない指示であった．

　これに関連して，障害名告知の問題がある．基本的に，診断にまぎれがなければ，伝えるのが本筋だろう．それによって安心する事例も少なくはない．
　ただ，短兵急に行うべきものではない．＜診断→告知→教育→訓練＞といった整然たるアルゴリズムを遂行することに，ある種の暴力性を嗅ぎ取るくらいのデリカシーは持ち合わせたいものである．診療は本人が実際に困っていることを軸にして進められるべきであり，そのなかで，立ち会っている困難の輪郭が明らかになり，有効な手立てをともに考えながら，受け入れる準備が整った上で，告知されてしかるべきである．
　ASDという障害名は，彼ら彼女たちの生きづらさを括り出すものとして，有効に機能しうるが，拙速な告知は侵襲を与える．場合によっては，それまでの生きざまを単なる障害に還元し，困難に対する苦闘をあたかも徒労であったと宣告するようなものになりかねない．事実，告知によって深い抑うつに陥り，自殺企図にまでいたった事例も報告されて

いる[4].

　二十年ほど前のことであるが，ある練達の外科医が筆者に，「癌の治療は告知した方が治療成績はよい」と教えてくれたことがある．当時は告知がかならずしも主流ではなかった．こちらが怪訝な顔をしていると，即座に次のように種明かしをしてくれた．「告知できるだけの治療関係ができているから」と．

あっさり現場からひきはがす
　治療者は，できるだけわかりやすく伝えるべきである．ただ，その場合に，次のことに注意が必要である．メッセージは，当座のものであるということ，今立ち会っている困難を切り抜けるためのもの，というような限定が必要である．

vignette
> 　23歳女性．教育実習を前にして不安定となり，つきあっていた男性に，興奮して不安をぶちまけ，つかみかかるようなことが毎日続いていた．男性は鷹揚な青年で，普段は彼女の不安に動じることはなかったが，今度ばかりは余裕のない状態となり，それが彼女の興奮にさらに拍車をかけていた．
> 　本人もどうしてよいか見当がつかず，進退きわまったかのようであったため，「実習が終わるまで，会うのを二日に一度にしなさい」と指示したところ，それを遵守し，興奮もすみやかに治まった．

　距離がつまると豹変するという特性に対して，端的に会う頻度を減らしたところ，それが効を奏した．指示が局所的で，かつわかりやすかったこと，当座のものであること，そしてある程度治療関係が成り立って

---

[4] 神尾陽子編『成人期の自閉症スペクトラム診療実践マニュアル』医学書院，2012，pp.118-121

いたことが，すみやかな解決をもたらしたのだろう．急場しのぎの対応であるが，こうしたことが存外大切である．

こうしたシンプルな対処が，時として著効するのは，彼ら彼女たちの認知特性による．ASDではしばしば「みえているものがすべて」となる．それゆえ，いったんはまり込むと，こうした事例のように，にっちもさっちもいかなくなる．のっぴきならない事態にもなりかねない．

逆にいえば，「みえないものはないのと同じ」となる．それゆえ「現場からひきはがす」というのは危機回避の一つの有力なデバイスとなる．

第9章（p.171）で，友人とのいさかいから世界が終わるような危機感をもち，両親を説き伏せて引っ越した青年のエピソードを紹介した．場面転換もここまで大規模になると，もろもろの影響が出てくるだろう．「現場からひきはがす」が有効であるにしても，危機回避に見合うかどうかを検証する必要がある．たとえば，「実家に数日帰ってくる」などは，そこが安心できる場であれば，副作用も少ない．

構造化について

ASDには一定の環境の構造化が必要である．枠がゆるいと，統制がとれなくなりがちである．

たとえば大学に入学すると，定型者にとっては，窮屈な校則や受験勉強に縛られた高校時代より，生活がはるかに解放的なものとなる．実家から離れて一人暮らしを始めれば，親の束縛もなくなる．だがASDの場合は，かならずしもそうしたことが有利に働くとはかぎらない．また昨今では，大学においてさえ，交友関係でくだらない情動労働が強いられることもある．業種にもよるが，アルバイトの方がむしろ適応がよかったり，もう一度受験勉強に取り組み始めたりすることもある．

しかし正社員としての仕事は，わたしにとって，学校の勉強よりもはるかに適応しやすかった．学校というのは，決して終始一貫した人のアイデ

ンティティを保ち続けることができない場所だ．自分の行動は，学科によって，教室や校庭などの場所によって，切れぎれにばらまかれてしまう．それに対して仕事場では，わたしはただひとつだけのイメージを与えられ，常にその役割どおりに働いていればいい[5]．

構造化が苦手であるというのは，彼らの認知特性に由来している．ASDの場合，大づかみに状況を俯瞰(ふかん)し，方向づけること，そしてとりあえずの目標や行動のための指針を作ることに難がある．作った場合には融通がきかず，硬直したものになりがちである．時間的に俯瞰してスケジュールを組み立てるのも苦手である．

このあたりの対策については，多くの成本に記載されているので，詳述はしない．情報の絞り込み，状況の可視化，行動のライン化，大まかな方向付け，時間の区切りのキューなどが挙げられるだろう．こうした工夫は確かに役に立つことが多い．ただ，こちらが提供するのは，あくまで工夫である．構造化が強いと，牽強付会(けんきょうふかい)的になるだけでなく，実際に浸透しすぎる場合があることに注意すべきだろう．

また，なかには構造化が合わない事例もある．そのようなときには，本田[6]が指摘したように，一夜漬けや一発勝負の方が向いている可能性を検討してみるとよい．

志向性をやわらげる

ASDに対して，指示は強い浸透力をもってしまう．さもなくば，それに抗するための，かたくなな拒否にあったり，無関心にみまわれたりする．指示に対する過敏には，他者からの志向性に対するパニックが根底にある．それゆえ，こちらからのメッセージが適度に伝わることは容易ではない．

---

[5] Williams, D. : Nobody Nowhere. Doubleday, 1992, p.73（河野万里子訳『自閉症だったわたしへ』新潮文庫，2000, p.197）

[6] 本田秀夫『自閉症スペクトラム―10人に1人が抱える「生きづらさ」の正体』SBクリエイティブ，2013, p.200

統合失調症においても，こうしたメッセージによる刻印の受けやすさがみられる．ただ，彼らの場合には，われわれが通常感じないメッセージの背後にある他者，さらには社会といったものが，直接彼らの内面に入り込んでくるような侵襲性をもつ．それに対して，ASDの場合は，即物的な浸透性である．極端な場合は，アスペルガー[7]が指摘したように，命令自動のごとき現象も起きうる．

一つの工夫としては，指示というよりも，平叙文のように伝える方がよいことがある．たとえば，「こうすべき」ではなく，「こうなっている」という具合にいうと，意外に聞き入れられることが多い．たとえば診察時間が長くなりすぎるときなど，短くするように求めるよりは，「診察時間は○○分以内となっている」といった表現の方が通りやすい．

ASD者に対して，こちらの志向性が突出しないように対応することは，一つの原則である．ドナ・ウィリアムズは，次のように述べている．

　　自閉症の子どもに対する接し方は，普通の人に対する接し方と正反対であるのがいい，という点だ．つまり，基本的にいつも，間接的なやり方がいいのである．そうすれば子どもはあまり消耗しないですむし，息苦しく感じたり襲われるように感じたりすることも少ない．それでこそ，その子は自分の殻を破ることができるのだ．単に人に従い，人の中での役割を演じるロボットではなく，たとえどれほど内気で引っ込み思案であったとしても，自分自身でものを感じることのできる，一人の人間になることができるのだ[8]．

グニラ・ガーランドの次の一節もまた，きわめて示唆に富んでいる．

---

[7] Asperger, H.: Die 'Autistischen Psychopathen' im Kindesalter. Archiv für Psychiatrie und Nervenkrankheiten 117 : 93, 1944
[8] Williams, D.: Nobody Nowhere. Doubleday, 1992, p.180（河野万里子訳『自閉症だったわたしへ』新潮文庫，2000, p.445）強調原著者

でもささやき声は全然違う．ささやき声は，いつでも，どんな遠くからでも，まっすぐ頭に飛びこんでくる．耳の中の通路を残らず通りぬけて脳に届き，意識を呼び覚ましてくれる．用心して見張っていなくてもいい．ささやき声は自分で鍵を開けて入れるのだから．迎えに行って，戸を開けてやる必要もない．だから，切り紙をしているときに人がささやくと，私は顔を上げてそっちを見る．ほら，聞こえているじゃない[9]．

ASDにおけるコミュニケーションの端緒が，エコラリアにあったということは，一つのヒントになるかもしれない．エコラリアには，他者から投げかけられたことばに含まれる志向性をやわらげるという効果がある．それを転用して，こちらが彼らのことばを反復すること，反復しながら受けとめることは，対応の一つのデフォルトとなる．

隙間をつくる

指示が即物的に浸透しうるということは，ASD者が他者の言うことをデカップリングできないということである．他者の発言を，一度括弧にくくり，自分なりに咀嚼して，理解するというプロセスが瞬時に働きにくい．

たとえば森口奈緒美は次のように言っている．

　　この《質問に即応できない》という傾向は，この今日でも続いていて，質問を受けてからある一定の期間，ワン・クッションを置かないと，私は自分の考えをきちんと述べることができない．さもないと思考が目茶苦茶になるか，相手の思考に引き摺られてしまう．だから日常会話が不得意なほか，たとえばBBS（パソコン通信）のチャットでも，ひたすら傍観するしかないのだが，それは加わりたくないからなのではなく，単純に「流れ

---

[9] Gerland, G. : A Real Person : Life on the outside. Souvenir Press, London, 1997, p.31（ニキ・リンコ訳『ずっと「普通」になりたかった』花風社，2000, p.31）

に乗れない」「加われない」からである[10].

　他者のことばに当意即妙に応じることは，ASD者にとってすぐには克服することのむずかしい課題である．この点については，当座は無理をせず，遠慮せずに聞き返したり反芻したりしながら，ゆっくりでも自分のペースで考えた方がよいだろう．まわりもそのことを理解してあげるべきである．

　ASD者は，他者のことばだけでなく，自分の思考に対しても距離が取れないという傾向がある．ドナ・ウィリアムズは，「私はある種の距離を作り出しておいてからでなければ，自分についての個人的事柄を，外に表わすことができなかった[11]」と述べている．これもまた，「目の前のものがすべて」であり，それと一体になってしまうというASDの認知特性である．

　思考というのは，そもそも自分のなかにある種の「距離」がないと作動しない．隙間が必要である．われわれは自分の思考と距離がある．ぴったり一致することはない．一致したら思考すること自体が困難になる．あるいは必要もなくなる．「考える」とはまさに志向性のいとなみである．

　これについては，なんらかの工夫が可能である．たとえば自分の考えを書き出してみることが役に立つ．ドナは，作文では自分のことを「あなた」と書いていた．これも隙間を作る工夫だろう．ASD者は，概してスピーチは不得意だが，書くことに長けていることがある．それはすぐれた自伝の存在が物語っている．あるいは頭の中でセルフ・トークのような言語化をしたり，対話をしてみるのもよいかもしれない．綾屋の「ヒトリタイワ」のように，それは自分の考えでありながら，自分で統制できないものになることもあるが，それほど危険なものではない．

---

[10] 森口奈緒美『平行線―ある自閉症者の青年期の回想』ブレーン出版，2002，p.71
[11] Williams, D.: Nobody Nowhere. Doubleday, 1992, p.49（河野万里子訳『自閉症だったわたしへ』新潮文庫，2000，p.141）

verbal communication と vocal communication

いったん言語の世界に入った以上，われわれのコミュニケーションは言語的なものとならざるをえない．だが，ことばは「音」という，意味とはまた別の回路をもっている．それゆえ，ことばを用いながら，「うたう関係」（やまだようこ）を結ぶことは可能である．

フランソワーズ・ドルト[12]の報告したフレデリックという七歳の男児の例は，この問題に対する一つのヒントを提供しているように思われる．村上靖彦[13]の解説を参照しながらみてみよう．

　フレデリックは養育放棄のために施設に預けられ，生後 11 ヶ月で養子先に引き取られた．七歳でドルトの診察を受けた時には，「精神病のような外観」をしており，読み書きができず，難聴と遺尿が認められた．心理療法で難聴と遺尿は解決されたが，読み書きの習得が課題として残されていた．

　ドルトは，フレデリックの描画の中にAの字が，いろいろな向きで描かれていることに気づく．「これはA？」と訊ねてみるとうなずく．逆さまのAについて訊ねると，今度は息を吸いながら「うん」という．ドルトは思いついたAから始まる名前をフレデリックに投げかけてみるが，反応がない．その折，養母から，フレデリックは施設に預けられていた時に，アルマンと呼ばれていたことが明かされる．そこで「アルマンのA？」と問いかけてみるが，やはり反応がない．

　ドルトは，しばらく考え込んだ後，誰にともなく彼を呼んでみようというアイデアを思いつく．彼の方をみないで，裏声で，さまざまなトーンや強さで，頭を四方に回しながら，天井やテーブルの下へ，どこにいるのかわからない誰かを呼ぶかのごとく「アルマン…！　アルマン…！　アルマン…！」と呼んだ．そのときフレデリックはドルトの方を向かないまま，耳を部屋の隅々にそばだてた．

---

[12] Dolto, F. : L'image inconscients du corp. Seuil, Paris, 1984（榎本譲訳『無意識的身体像—子供の心の発達と病理〈2〉』言叢社，1994）
[13] 村上靖彦『傷と再生の現象学—ケアと精神医学の現場へ』青土社，2011, pp.237-240

やがて二人の視線が合ったとき，ドルトは「アルマンて，君が養子に行った時の名前でしょ」と言う．彼のまなざしに例外的に強い緊張が走り，それを契機として，アルマンとフレデリックの身体像が結び付く．

　村上は，ドルトが裏声で，しかもフレデリックに直接向き合わずに，「アルマン」と呼んだことに注意を促している．ここには直接名指してくるような鋭利な志向性はない．あたかも，かつてフレデリックが半覚醒の中で聞いていた音の連なりが響きわたり，彼をくるんでいるかのようである．実際，施設にいたとき，フレデリックは，彼について語り，彼のことを呼ぶ見知らぬ母性的な複数の声を聞いていたのである．

　考えてみればあたりまえのことだが，われわれは乳幼児に語りかけるとき，大人に対するのと同じようにはしない．裏声を使ったり，子どもっぽい口調を真似たりしている．そして呼びかけるというより，囁きかける．意味ではなく，音声をとおして交感している．
　まなざしもまた同じである．鋭利なまなざしを感じて恥ずかしがる前には，幼児は大人の眼をみて笑う．二つの黒い丸の動きが面白いのかもしれない．みつめる大人の側は，しばしば微笑む．微笑んでいるとき，そこにはまなざしの鋭利さはない．
　ハリー・スタック・サリヴァン[14]は，統合失調症臨床において，"verbal"ではない"vocal"なコミュニケーションの重要性を説いている．この見解は，むしろASDに対してより妥当する．
　サリヴァンの卓見は，verbalに対してnon-verbalではなく，vocalを対置したところにある．non-verbalとは，verbalに対立するものではなく，言語行為の一つの側面である．言語行為を，ことばに縮減すればverbalとなり，それ以外はnon-verbalとなるが，両者は本来一体のものである．

---

[14] Sullivan, H. S. : Psychiatric Interview. Norton, New York, 1954（中井久夫，他訳『精神医学的面接』みすず書房，1986）

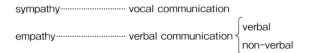

図 14-1　verbal communication と vocal communication

　身ぶりや表情などの non-verbal な表出をともなわない語りや，verbal にそぐわない non-verbal な表出，あるいはプロソディの変調に直面すると，奇異な感じを抱かされる．これらは，言語をアプリのごとく使う ASD において特徴的にみられることである．
　verbal の本来の対立項は，non-verbal ではない．vocal である．これはちょうど，empathy と sympathy の関係に対応する．empathy とは，ことばを獲得したあとにくる，こころというものを介した共感である．それゆえ non-verbal な表出とは empathy の表現であり，ASD の苦手とするところである（図 14-1）．

　vocal communication は，こころというプリズムが発生する手前にある，鋭利な志向性がめばえる以前にかわされていた屈折のない交感のチャンネルである．empathy ではなく，sympathy の回路である．そこでは表現と意味が一致している．本能的な交感である．その代表的なものが，乳児の泣き声である．これほど人を動かすものはないはずであるのに，われわれはなぜかことばのようなものを，わざわざ発明せざるをえなかったのである．
　成人臨床では，こどもに対するような vocal communication を実践するわけにはなかなかいかない．だが，ASD 者がこうしたチャンネルを定型者より豊かにもっていることを，頭の片隅に置いておくとよいだろう．

ゆっくりまとまりあがる

　他者の言ったことが，即物的に浸透しうることについては先にみた．

これは言われたことを咀嚼したうえで，自分なりに取り入れたということではない．デカップリングされないまま，丸呑みにされているのである．

こうしたことも含めて，全般的に ASD 者の理解はゆっくりであることを念頭に入れておく必要がある．こちらが適切と思う働きかけをしたにもかかわらず，手ごたえがなくとも，それであたりまえだと思うべきである．

ただし，彼らはわれわれの言うことを聞き入れないというわけではない．とくに自ら訪れる成人事例は，治療者からのことばを聞こうとしている．ただ，なかなか理解ができないのである．それゆえ，治療者は，すぐに効果が現れないからといって，あきらめるべきではない．ずいぶん時間がたっているにもかかわらず，ずっとこころのなかに保持されていることに驚かされることがある．こちらがそのようなことを言ったことを忘れている場合すらある．

vignette

　　28歳男性．不器用で，融通がきかず，職場の対人関係でしばしば齟齬(そご)があり，被害念慮に発展することもあった．数年後，海外赴任を経て帰国したところ，以前より人格の厚みが増したように見受けられた．本人によると，海外滞在中にもいろいろな困難があった．そうしたときには，以前会社でトラブルがあった際，産業医から，「君は不器用で損をすることも多いが，まじめなところがよい」と言われたことをノートに書きつけ，護符のようにしていたとのことだった．

グニラ・ガーランドは「どうしても不可解なことをしまっておく棚」を備えるようにしたという．

この棚の中では，いくつもの疑問がそっくりそのまま保存されている．中には，何年もしまわれているものもあるのだが，また機会が巡ってきたときにとり出してみると，やはりまだ鮮明なのだった．私はよく，しまっ

てあった疑問をとり出して，あれこれ質問してみたりするのである．みんなは私の目的に気づかず，私が思いつきで質問をしているのだろうと思っていた．でも私が人に質問するのは，たいていは，自分でさんざん考えた後でのことだった[15]．

ASD 者にかぎらないが，まだよく理解できないことや，分類できないことを，一時的にしまい込んでおくボックスのようなものを作っておくと役立つことがある．

対人希求の方向付け

ASD 者の多くが，人に関心をもっている．なかには，「人間にまったく興味がないんです」と明言するような事例もある．だが，通院する多くの ASD 者は，自分というもの，そして他者というものに気づき始め，潜在的にせよ，強い関心を向けている．そして関係のなかに入ることを希求している．関心がないというのは，まだ気づいていないのか，あるいはパニックになるのを未然に防いでいるのかのいずれかだろう．

問題となるのは，こうした対人希求の方向付けが適応的でないことがしばしばみられることである．

vignette

> 54 歳男性．飲食チェーン店に勤めていたが，解雇されたということで受診した．小声で，うつむき加減に，斜交（はすか）いにこちらをみながら，誰に語るでもなく「店長を訴えてやりたい」という．うらぶれた風情で，みるからに接客業には向かなそうなたたずまいである．受診理由がよくつかめないまま，その後も定期的に来院する．適応がうまくいかないことに知的な問題がないか確認するために，WAIS-III を施行したところ，全 IQ が 128 という値が得られ，ASD 的なプロフィールを示した．

---

[15] Gerland, G.: A Real Person : Life on the outside. Souvenir Press, London, 1997, p.69 （ニキ・リンコ訳『ずっと「普通」になりたかった』花風社，2000, p.75）

> 彼は大学の夜間部を出たあと，ツアー・コンダクターをやるなど，対人的業務を転々としていた．理由をたずねると，「人とかかわる仕事をしたかったから」とのことであった．親族には，メカニックとして成功を収めた人がおり，母親は，50代半ばから勉強を始め，税理士の資格を取得して事務所を開業していた．

　検査結果を受けて「人への関心は生業では求めない方が，あなたの能力は発揮されるようだ」とアドバイスをしたところ，ほどなく税理士になる計画を立てて，経理学校に通学をはじめた．IQの値は，治療者の予測をまったく裏切るものであったが，本人にとっても意外なものであり，とりわけ理数系の才能に秀でているなど思いもよらないようだった．ちなみに，ASDのIQは検査者との相性によってばらつきが大きく，また年齢とともに大きく変動する．テンプル・グランディンのIQは，1956年の時点で120であったが，1959年には137を示している．

　ドナ・ウィリアムズは一時ソーシャル・ワーカーをめざしたが，挫折している．グランディンも，当初は心理学を専攻し，のちに動物学に転向して成功を収めている．成功することを価値基準にするかどうかは当事者が決めればよいことだが，向かない仕事で不適応を起こすことは避けるようにアドバイスした方がよいだろう．

　しかも，対人業務には相手がいる．仕事によっては，迷惑をかけたり，被害を与えることも起こりえる．

　ウィトゲンシュタインは，自ら志願して，スイスのとある村で小学校教員をつとめたことがある．彼なりに一生懸命に取り組み，子どものための単語帳のようなものまで出版している（生前出版された数少ない著作の一つである）．だが，児童がルールを守らないと，容赦のない体罰を加えたため，父兄から弾劾されて，辞めざるをえなかった[16]．彼自身に悪意はなく，正しいことをしたまでなのだろう．彼は，このエピソー

---

[16] Monk, R.: Ludwig Wittgenstein : The Duty of Genius. Vintage, London, 1991（岡田雅勝訳『ウィトゲンシュタイン―天才の責務〈1〉〈2〉．みすず書房，1994）

ドにひどく傷ついたといわれているが,生徒や父兄にも深い傷痕を残したはずである.

　人への関心から,精神科医をめざす場合も少なくない.ちなみに,カナー[17]の報告した11例の自閉症児のうち,4例の父親は精神科医であり,1例の母親は臨床心理士である.そうしたなかには,早々と研究に転向して成功を収める人たちがいる.あるいは独特の感覚を生かして,異能の臨床家になる人たちも少なくない.一番厄介なのは,臨床に向かないのに,向いていると勘違いしている場合である.

感覚的なものの復権
　こころというものを前提にして動いている世間の生業では,empathyの回路が肥大し,sympathyは圧迫されている.同様に,知覚によって,感覚が抑圧されている.

　感覚的なものは,言語によってまとめあげられ,知覚的な安定性を獲得する.知覚は完了した形をもつ.自己というものと相性がよい.そして,その安定性によって操作しやすい.それに対して,感覚の水準では差異がつねにうごめいている.とどまることがない.

　感覚を言語が統制することの不備が,ASD者を感覚過敏や感覚鈍麻で苦しめることはすでにみた(第11章).感覚過敏に対しては,環境の調整や補助具の工夫を重ねる必要がある.サングラスの着用,照度や輝度の調整,蛍光灯をやめる,イヤーマフやノイズキャンセリング・ヘッドホンの使用などによって,苦痛の著明な軽減が得られることがある.

　他方,感覚には感覚の論理があり,ASD者の才能が発揮される可能性のある領域がある.たとえば,芸術であり,料理であり,それぞれの感覚のモダリティに応じて探してみれば,さまざまなジャンルが見出されるだろう.あるいはことばによる説明がむずかしいものも,感覚を生

---

[17] Kanner, L. : Autistic Disturbances of Affective Contact. Nervous Child 2 : 217-250, 1943

かすねらい目となる．たとえば，鍼灸などの施療，薬草の調合，毒きのこの見分け方など．また，天才的な ASD のアスリートが存在するように，これまでの通念に反して，運動もまた有望な領域である．

感覚的なものの特徴の一つに，ふれ幅が大きいということがある．匂いにすぐれた感覚を示すことと，感覚過敏で堪えられぬことが背中合わせである．飛行機に乗れない子が，大しけの船で，大半の乗客が船酔いで寝込んでいるのに，平然としていることもある．あるいは車の運転のできない子が，乗馬やトランポリンは得意であるということもある．それゆえ，あきらめず，いろいろ試してみる価値がある．

感覚的なものは，生活のなかにおいても取り入れるとよい．ASD 者が，定型者のなかにあって，情動労働を強いられ，疲弊するのは避けがたい．そうしたときに，感覚の賦活が役に立つことがある．その際，まずはこころというものをオフラインにするのがよいようである．

> 私はよく，庭に座り込んで，花や葉っぱなどに見入っていることがあった．そんなときの私は，正しいことをしているわけでもなければ間違っているわけでもない．私はただ存在するだけで，それは変わることがない[18]．

グニラは，ただ花や葉を見入っている．こちらに私がいて，向こうに花や葉があるのではない．彼女は花や葉のたちあらわれと一体になっている．こうして自己というものを一時的に解除することが，感覚を賦活する条件である．

ドナ・ウィリアムズのまばたきについては，すでに何度かふれた．これも，時間的な連続性を切断することによって，＜自己-知覚-対象＞という堅固な体制を，感覚的な刹那性，即物性へと変換するという意味合いをもつ．場合によっては，雑踏や，ジェットコースター，あるいはライブなどが，知覚の体制をシャッフルするのに役立つこともある．

---

[18] Gerland, G.: A Real Person: Life on the outside. Souvenir Press, London, 1997, p.20 （ニキ・リンコ訳『ずっと「普通」になりたかった』花風社，2000, p.18）

安心できる対象

　ASD者に安心感を与えるものはなんだろうか．これも事例によってさまざまであるが，やはりこころというものをオフラインにする時間がもてるとよいだろう．ドナ・ウィリアムズは次のように述べている．

　　わたしはあのなつかしい茶箱を開けると，中からレースやボタンや鈴をそっと取り出した．そうして来る日も来る日も，それらを見つめたり，分類したり，また混ぜ合わせたりして，何時間も過ごした．わたしは，本当の自分自身でいられることの自由な解放感に，思いきり浸った．自分はちゃんと自分の体の中にいると，実感することができた[19]．

　こころをオフラインにできるジャンルとして，すぐに挙げられるのは次の二つである．一つは無機的なものであり，もう一つは感覚的なものである．これらはこころというものを間に挟んで，両極に位置している．こころからみれば，前者は遠すぎるし，後者は近すぎる．だが両者ともに，人間臭くない．嘘をついたり，裏切ったりしない．志向性によっておびやかすこともない．

　通常は前者が強調されることが多い．たとえば，端的に「もの」である．蒐集しているもの，お気に入りのアイテムなどである．あるいは論理や数学，アーカイヴ（地図や時刻表）などのなかにいると安心できる人たちがいる．

　後者は，身体的に安心を与えるものである．お気に入りの食べ物（定型者からは偏食と呼ばれる），自己刺激になるもの，好みの皮膚感覚や粘膜感覚を与えるものなどが挙げられるだろう．あるいは音楽，絵画などの芸術の領域では，感覚が特権的なものとなる．

　定型の発達図式を当てはめるなら，ASDの嗜好は，安定した現実的な対象が分離される以前のものに向けられる．それに該当するのは，い

---

[19] Williams, D. : Nobody Nowhere. Doubleday, 1992, p.173（河野万里子訳『自閉症だったわたしへ』新潮文庫，2000, pp.427-428）

わゆる部分対象である．それに没頭しているとき，自分と対象は一体になっている．

　嗜好はまた，自分をくるむようなものにも向けられる．たとえば，テンプル・グランディンのハグ・マシーンが典型的である．あるいは，グニラ・ガーランドの彎曲したものへの嗜好も，そのようなものかもしれない．

　　私をなぐさめてくれたのは，そして，私の安全な隠れ家になってくれたのは，部屋の隅にあった茶色いひじ掛け椅子だった．私は，ひじ掛け椅子の後ろのすき間に，ちょうどすっぽりおさまることができた．そして，背もたれの裏側に顔をくっつけんばかりにして，ひたすら張り地を凝視する．どんな小さな一点も見逃しはしない．茶色い布の世界に引き込まれ，糸の一本一本，織り目のすき間の一つ一つに心を奪われる．そうしているうちに，魂の表面のすり傷がいくらかはふさがっていくのだった[20]．

　　特に，自分の身体が空間の大きさぎりぎりというのが大好きだった．まるで服を着るように，空間を着る．洞窟を着る．ぎゅうぎゅうに詰まるというのは安全な感じがした．あの，常にやむことのない首筋の不快感もやわらぐのだった[21]．

　ASDの対象関係を考える際に，マイクル・バリント[22]の示した基底欠損領域の二つのパターン，オクノフィリアとフィロバディズムが参考になる．ともに最初に想定される融合的な状態から一歩踏み出した地点での対象関係である．オクノフィリアは，成立しつつある対象に膚接し，

---

[20] Gerland, G. : A Real Person : Life on the outside. Souvenir Press, London, 1997, p.16（ニキ・リンコ訳『ずっと「普通」になりたかった』花風社，2000, p.14）
[21] 同書，p.24（邦訳，p.23）
[22] Balint, M. : The Basic Fault : Therapeutic Aspects of Regression. Tavistock Publication, 1968（中井久夫訳『治療論からみた退行―基底欠損の精神分析』金剛出版，1978）

それにしがみつき取り込もうとするものであり，その対象なしでは安心することができない．フィロバディズムとは，対象を欠いた空間の広がりを，安全なものとして，それに対して備給するあり方である．

気にかけてくれているということ

　どのような支援であれ，適切な温かみをもって行われるべきであることはいうまでもない．ただし，ASD の場合には，感情は大きな混乱のもとでもあることに注意しておかなければならない．温かみは，病態の理解という知的な営みによって裏打ちされて，はじめて活かされる．

　彼らの精神病理を理解することは，われわれがプロフェッショナルとして彼らに対応するために必要な心的距離を作り出す．そして，提供された知的理解は，ASD 者にとって，補助線となり，生きていく上での杖ともなりうる．

　従来の精神療法の常識では，こうしたやり方は，あまり評価されていない．たとえば患者が知的な理解を示した場合は，知性化などと呼ばれ，真の感情を抑圧する防衛のようにみなされる．あるいは知的な図式を提供するようなやり方は野暮のきわみとされかねない．しかし，ASD 者の支援において，精神病理学は必須の素養であるだけでなく，直接的に役立つのである．

　ただし，精神病理学的な理解は，たとえ正鵠を射たものであっても，押し付けであってはならない．ASD 者の認知のなかには，世の中の仕組みの恣意性について，真実をうがったことが含まれていることがある．支援者はそれには少しつきあってあげられるくらいのことはできてしかるべきである．こちら側の常識を少しのあいだ棚上げしておくのである．

　本当は恣意的に作られている世の中のルールや規則を，自明なものとして受け止めているだけでは，ASD 者の生きづらさには届かない．もちろん，世の中の恣意性は，ある程度は受け入れざるよりないのであるが，支援する者が，それ以外の可能性に開かれていることが，彼らの支えになるのではないだろうか．

おそらくASD者にとっては，気にかけてくれる人がいるということが，支えになるだろう．これくらいが，とりあえず害を与えぬ志向性なのだろう．そしてASD者は，彼ら彼女たちなりに発達し，成長する．それがわれわれの営みにとって，大きな励みとなる．

あとがき

　舞台の袖から，一人の女性が姿を現す．着慣れないドレスの裾を，今にも踏みつけそうになりながら，ぎこちなくステージに向かって歩み出す．袖の奥では，師匠らしき人が，はらはらしながら見守っている．若い声楽家は，ピアノの脇を通り，ようやく中央にたどり着いた．客席の方に向き直ると，ぎこちなく肩をすぼめ，両手を膝のあたりまで下げ，ぺこりとお辞儀した．
　伴奏者が鍵盤で一音鳴らす．間髪を入れず，歌が始まる．すると，みるまに私の視界がぼやけた．いったい何が起こったのだろうか．わけがわからず，うろたえる．眼がおかしくなったのだろうか．そうではない．涙で滲んでいたのである．しばらくして，自分が美しい歌声に感動していたのだということを理解した．涙にこころは追いつかない．
　すでに，ウィリアム・ジェイムズ（William James）は，「われわれは悲しいから泣くのではない．泣くから悲しいのだ」と，『心理学』の中に記している．アントニオ・ダマシオ（Antonio Damasio）の somatic marker 説の出る一世紀も前のことである．彼女の歌声は，ジェイムズの見解を実証してみせた．こころを通り抜けて，私の身体を共振させたのである．
　だが，われわれは，たえまなく「こころの文法」を使って，事象を組み替え，書き直している．そして「感動して涙が出た」となる．これが正しい経験のあり方であり，定型者であるための条件である．しかし，それでは彼女の声の例外的な響きは，単に「美しい声」であり，せいぜい異能と認められるだけである．それゆえ，ASD 者を理解するために

は，一度定型者の視点を徹底的に棚上げしてみる必要がある．

　いまや，精神科臨床において，ASDに関する知識は必須のものとなっている．それなしでは立ちいかない．そのことを裏付けるように，関連する書籍が次々と世に出され，すぐれたものも少なくない．
　ただ，どうしても物足りなさを感じてしまうのもまた事実である．たしかにASD者が抱える「障害」について，一通りの理解と，それらに対するさしあたりの対処法は得られるだろう．だが，はたしてそれだけでいいのだろうか．あとは研究者たちにお任せでは，臨床家として，いささか情けないのである．
　障害の受容，適応，さらには共生をいうまえに，彼ら彼女たちがどのような世界に棲んでいるのか，そもそもの経験の成り立ちについて，もう少し突っ込んで考えてみることはできないものだろうか．本書はそうした精神病理学のテイストが下地となっている．
　精神病理学は，病者を理解する営みである．つまり精神医学の原点にほかならない．DSMが「無理論」を掲げながらも，ひそかに依拠しているのが，クレペリン，ヤスパース，シュナイダーである．彼らの仕事もまた精神病理学にほかならない．だが昨今では，多くの人たちが，このことばを聞いただけで引いてしまうらしい．よくある批判は，「むずかしい」であるとか，「治療に役立たない」といったたぐいのものである．
　治療については，たしかに，今はやりの便宜的，対症療法的といった意味での，直線的な効果は期待できない．しかし，病者がどのような経験をしているかについて理解することは，ASDにかぎらず，精神科臨床の基本である．プロとしてかかわるための素養であり，また，かかわるために必要な気持ちのゆとりを与えてくれる．不器用な私にしてみれば，精神病理を理解しないで現場でやれているのは，本当にすごいことだと思う．これは皮肉で言っているのではない．やれてしまうのが定型者の融通無碍なところなのだろうが，反面，陥穽も多いはずである．
　「むずかしい」という批判については，「いたしかたない」というより

ない．不必要な難解さをそぎ落としても，定型者の常識に反して考える営みである以上，避けて通ることはできない．その代わり，うまくいけば，単に障害を理解するのではなく，障害が徹底的に相対化された地平が拓かれる可能性がある．そこでは，ASD は人間の一つのあり方となる．

　こうした試みは本書を嚆矢とするものではない．多くの業績がすでにある．そのなかで，筆者がとくに参照したのは，村上靖彦の『自閉症の現象学』，本書では引用しなかったが福本修による二編のウィトゲンシュタイン論である．本書は，精神病理学としては，かなりやさしい部類に入る．もう少し厳密に論を展開すべきところがいくつか残されているが，それはあらためて取り組みたい．

　本書のタイトルについては，若干説明しておく必要があるだろう．とりわけ副題の「星をつぐ人たちのために」は，SF ファンにとって，J.P. ホーガンの小説をすぐさま連想させるものだろう．ただ直接の関係はない．ASD 者はあたかも異星人であるがごとく，この星に棲むための苦労を重ねている．しばしば使われるたとえであり，それほど的外れなイメージではない．そして，こうした人たちは今後もさらに増えるだろう．もしかしたら，マジョリティになるかもしれない．そこまでは行かないにせよ，今定型者と呼ばれる者にとっても，支援するためだけでなく，自らがこの星に棲むために，立場を相対化して理解しておく必要があるだろう．そうした思いが込められている．

　本書の執筆にあたっては，多くの人にお世話になった．そのなかでも，神尾陽子先生には，ひとかたならぬご鞭撻をいただいた．心より感謝申し上げたい．成人 ASD 事例に遭遇し始めた頃には，とまどうことが多く，専門家の人たちに教えを乞おうと試みた．だが，コアの自閉症モデルを手放せない人や，女性例にセンサーが働かない方の見解に，落胆させられることも多かった．そんななかで，神尾先生は，忙しい業務の合間に，畑違いの私の話に耳を傾けてくださった．先生は，研究者として第一線で活躍されているだけでなく，ASD 臨床に対して，一種天才的

な直感をもっているように思う．その溢れ出る才気に触れると，私の脳は，一週間くらいぐったりとしていた．

　最後になるが，医学書院の安藤恵さんには，終始お世話になった．随分と遅い脱稿になってしまったが，せき立てることもなく，忍耐強く待っていただいた．実際，最後の一年に，発達について，いくつかのミッシングリンクがもたらされたように思う．紙面を借りて，御礼申し上げたい．

　　2015年盛夏　炎暑のなか，シェルターと化した書斎にて
　　　　　　　　　　　　　　　　　　　　　　　　　内海　健

索引

[和文]

あ行

アレキシサイミア 216
あまのじゃく 144, 199
暗黙のルール 140, 141, 222, 242

痛み 203-207, 209, 217
一般化 174
―― の困難 173, 175

エコー 111-114
エコラリア 104, 110, 113, 150, 190, 197-199, 271

折れ線発症 178
応答 5, 39, 40, 66, 73, 104, 107, 195-198, 201, 205, 209
奥行き 74, 75, 82, 83, 89, 100
顔（おもざし） 42, 43, 45

か行

カプグラ型妄想 244
カメラ・オブスクラ 73
絵画配列 150
解離 147, 149, 232
顔 45, 46, 89, 113
確定記述説 108, 109
重ね着症候群 249

感覚 75, 94, 95, 129, 203, 204, 209, 211-213, 215, 255, 279-281
感覚過敏 6, 95, 212-215, 237, 279, 280
感覚鈍麻 213, 279
感情の読み取り 15
―― 障害 11, 253

偽記憶 88
虐待 118, 121, 122, 142, 143, 217, 226, 228, 234
9か月革命 5, 65, 66, 79, 177, 178, 184, 207, 219, 229
距離 151, 152
共同注意 67-69, 80, 195, 209
強迫 146, 161, 204
境界性パーソナリティ障害（BPD） 6, 7, 93, 239, 249-252, 255, 256, 258
緊張病症候群 240

クオリア 207
クレーン現象 63
具象化傾向 160

決断不能 161
顕著性 42
幻覚 232, 240
言語 6, 64, 107, 177-184, 186-189, 196, 198, 199, 202, 204, 207, 212
言語ゲーム 195, 196

言語行為　141
原点固着　173, 175, 190, 198

コミュニケーション
　　　　　　6, 85, 178, 180, 218
ごっこ遊び　193, 196
固有名　108, 109, 244
個体化　49, 56, 58-60, 116, 244
語用論　179, 180
考想察知　243
心
　──，他者の　20, 25, 68, 126
　──の直観　19, 20, 22, 23
　──の理論　5, 9-12, 14, 17, 19, 20, 23, 33, 40, 110, 126, 141, 220
痕跡　50, 52, 59

さ行

サリー-アン問題　10, 12-16, 18, 20, 21, 37, 38, 45, 68, 87
指し示し　185, 187, 189, 194
作為体験　243

シニフィアン　185, 187, 189, 211
シニフィエ　185, 187, 211
シミュレーション　40
シミュレーション説　33, 34
志向性　6, 30, 31, 33, 34, 36, 37, 39, 40, 45, 47, 52, 54-56, 62-64, 66-68, 79, 80, 82, 96, 100, 101, 104-107, 124, 126, 137, 141, 169, 198, 199, 269, 271
　──，他者の　37, 69, 154, 217, 232
私的言語　202, 203, 206
思考伝播　243
視線触発　45, 46, 58, 60-62, 64-66, 68, 73, 75, 79, 177
字義通り
　　　　22, 34, 141, 144, 181, 194, 243
自我障害　247
自己　5, 9, 32-37, 39, 46, 49, 50-53, 55, 58, 59, 61, 66, 69, 73, 76, 79, 80, 89, 96, 99, 105, 122, 147, 151, 154, 177, 196, 219-221, 225, 227, 229, 231-234, 237, 241, 264
自己移入　32, 34
自己刺激　281
　──行為　97, 125
自他未分　6, 58, 64, 77, 78, 81, 99, 114, 116, 219, 224, 230, 232, 234, 241, 243, 245, 252, 256
地続き　6, 60, 61, 64, 66, 72, 73, 77, 115, 116, 118, 122, 126, 127, 132, 135, 137, 138, 256
地続き性　99
事後性　227
事後的　18, 25, 34, 209, 216
写真の課題　17
社交不安障害　234
羞恥　46, 49, 56, 114, 146, 225, 226
正面図　45, 46, 198, 199
象徴的個体化　6, 58, 59, 65, 229, 264
触発
　　　　39, 45, 49, 59, 105, 107, 154, 220
触覚　82
心的距離　69, 71, 73, 75, 80, 211, 241, 248, 252, 283

スティグマ　2, 251
スプリッティング　252, 256
推論　10-12, 18-26, 31, 34, 38, 68, 141, 242, 253
遂行機能の障害　10

セネストパチー　216
静観的態度　73
静観的認識　60
選択　162
選択肢　162, 168
全体対象　45, 62, 63, 80
全能性　243, 256
全能の他者　243

ゾンビ　38
ゾンビ問題　39
素朴心理学　34, 37

双極Ⅱ型障害　250
双極性障害　250
想像的身体　94-97
想像の母　90, 92, 94
想像力　6, 85-87, 90, 98
　──の障害　81
側面図　38, 45, 46, 53, 68, 198, 199

た行

他者　2, 5, 6, 9, 10, 11, 14, 24, 25, 27-36, 38-40, 45-47, 49-55, 57-59, 62-64, 67, 68, 79, 80, 82, 87, 89, 93, 95, 99, 100, 106, 117, 126, 138, 142, 147, 151, 169, 177, 195-197
　──, 全能の　243
　──の心　20, 25, 68, 126
　──の志向性　37, 69, 154, 217, 232
　──の無謬性　87
他者性　247
対人相互性　6, 40, 99, 100, 256
大地　91, 94

遅発性エコラリア　198
超越論的　26, 53, 55, 246
直観　10, 18-26, 31, 34-36, 38, 46, 68, 107, 141, 242, 244

デカップリング　6, 86, 139, 143, 151, 154, 155, 163, 194, 195, 199, 209, 227, 276

トップダウン　156-158
トップダウン型　245
トラウマ　26, 50, 51, 226-228, 237
投影同一視　250, 252, 255
倒立効果　43
唐突　169, 170, 215
統合失調症　6, 55, 58, 160, 239-246, 248, 270
同一性保持　115, 116, 169

な行

ナルキッソス　111-114

二次障害　6, 219, 220
認知行動特性　154

は行

パニック　47, 48, 54, 72, 95, 124, 129, 137, 188, 223-227, 232, 234, 236, 245, 269
反転機構　99, 100, 104, 106, 107
ひとみしり　49, 53, 54, 58, 60, 66, 95, 128, 219, 225
被影響性　99, 137, 141-144, 147, 231, 235, 237, 264
微分回路的　168
必要　253
フラッシュバック　55, 198, 224, 226, 229
プロトタイプ理論　191
不意打ち　168, 169, 175
不決断　146
振り　193-196
俯瞰　154, 163, 167, 172, 269
文脈　86, 107, 120, 121, 138, 139, 141, 146, 151, 163, 174, 227, 260
並列　146, 168, 175
並列化　161, 162
並列的　161
ホールディング　94, 97
ボトムアップ　21, 156-158, 175, 245
母語　183, 184, 186, 196, 197

ま行

マインド・ブラインドネス　10
まなざし　5, 41-50, 52-56, 58, 62, 63, 67, 95, 105, 110, 128, 169, 198, 224
メンタライジング　10
命名　52, 108-110, 206, 211
命令自動　270

妄想　232, 240
物語　150, 151, 228

や行

指さし　66, 67, 80, 184

余白　81, 85, 86, 88, 123, 169
呼びかけ
　　　5, 56, 104, 106, 107, 109, 110, 124
抑うつ
　　　222-224, 234, 236, 250, 264-266
横並び　67, 80
弱い中枢統合　10, 154

ら行

理念　158-162, 168, 170, 175, 236
理論説　33, 34
立体感　82
了解　39, 40, 195, 209

ロビンソン・クルーソー　57

[欧文]

ϕ　50-55, 58, 59, 69, 71, 79, 80, 88, 96, 107-109, 138, 139, 147, 148, 154, 155, 160, 163, 166, 172, 221, 230, 232, 234, 241, 264

BPD（borderline personality disorder）
　　　6, 7, 93, 239, 249-252, 255, 256, 258

empathy
　　　24, 64, 65, 126, 128, 208, 275, 279

non-verbal　274
non-verbal communication　141, 179

PTSD（post-traumatic stress disorder）
　　　51

sympathy　24, 64, 65, 126-128, 131, 132, 135, 136, 189, 207-209, 275, 279

verbal　274
verbal communication　178, 273
vocal　274, 275
vocal communication　273, 275

[人名]

あ行

アイゼンバーグ, レオン　116
アスペルガー, ハンス　2, 23, 48, 127,
　128, 132, 135, 141, 158, 233, 245, 270
綾屋紗月　126, 138, 142, 147, 151, 174,
　189, 231, 243, 247, 272

ウィトゲンシュタイン, ルートヴィヒ
　30, 78, 111, 196, 198, 202, 278
ウィニコット, ドナルド　92-94
ウィリアムズ, ドナ　2, 21, 22, 54,
　63, 72, 77, 78, 89, 129, 135, 142, 147,
　150, 151, 155, 164, 169, 174, 199,
　201, 216, 217, 228, 240, 250, 254,
　270, 272, 278, 281
ウィング, ローナ
　　　　　　6, 85, 178, 213, 240

大澤真幸　160, 186, 187
岡崎乾二郎　42

か行

カナー, レオ　2, 37, 47, 54, 58, 63,
　72, 88, 104, 116, 121, 127, 173, 185,
　190, 197, 240, 279
ガーランド, グニラ　2, 21, 24, 44, 71,
　72, 83, 91-93, 115, 124, 156, 158,
　174, 222, 258, 270, 276, 280, 282
神尾陽子　43, 47, 62, 119, 120, 258

衣笠隆幸　249

グランディン, テンプル
　　　　　54, 94, 95, 97, 190, 278, 282

小林隆児　54, 128

さ行

サリヴァン, ハリー・スタック
　　　　　　　　　　　166, 274

サルトル, ジャン＝ポール　86

ジェイムズ, ウィリアム　285
ジャコメッティ, アルベルト　43
下條信輔　92, 183

杉山登志郎
　　　　　71, 130, 220, 225, 229, 263

セザンヌ, ポール　74

ソシュール, フェルディナン・ド
　　　　　　　　　　　　　　184

た行

ターナー, ウィリアム　76
ダマシオ, アントニオ　285

トマセロ, マイケル　65
ドゥルーズ, ジル　57, 89
ドルト, フランソワーズ　273, 274
十一元三　146, 244

な行

ナンシー, ジャン＝リュック　43
中根晃　172, 242, 264

ニキ・リンコ　84, 164, 201, 242
ニュートン, アイザック　116, 117

は行

バリント, マイケル　282
バロン＝コーエン, サイモン　10-12
長谷川泰子　258-260

ヒューム, デイヴィッド　153
ピアジェ, ジャン　86
広沢正孝　139, 172, 173

フッサール, エドムント
　　　　　　　　　　30, 32, 45, 91

フリス，ウタ　10, 49, 64, 103, 126,
　　144, 155, 167, 199
フンボルト，ヴィルヘルム・フォン
　　　　　　　　　　　179, 180, 198
ブレンターノ，フランツ　30

藤家寛子
　　　　2, 15, 22, 44, 45, 82, 83, 115
ホブソン，ピーター　11
本田秀夫　121, 168, 269

ま行

松沢哲郎　186, 187
マッハ，エルンスト　83

村上靖彦　45, 46, 94, 105, 273, 274

モネ，クロード　74, 75

森口奈緒美　2, 134, 229, 250, 271
森茉莉　119, 120, 165

や行

やまだようこ
　　　　　　60-62, 64, 128, 207, 209, 273

ら行

ラカン，ジャック　97
ラッセル，バートランド　108

レスリー，アラン　193

ローラン，エリック　188
ロッシュ，エレノア　191

わ行

鷲田清一　43